Christine Fuchs
Isabel Asaro

SO BIST DU *achtsam*

Zur Ruhe kommen
mit Meditation,
Yoga und
Räuchern

nymphenburger

Inhalt

5 Einleitung

KLEINES EINMALEINS DER ACHTSAMKEIT

8 Ursprünge der Achtsamkeit
10 Bedeutung von Achtsamkeit
19 Wie werde ich achtsamer?

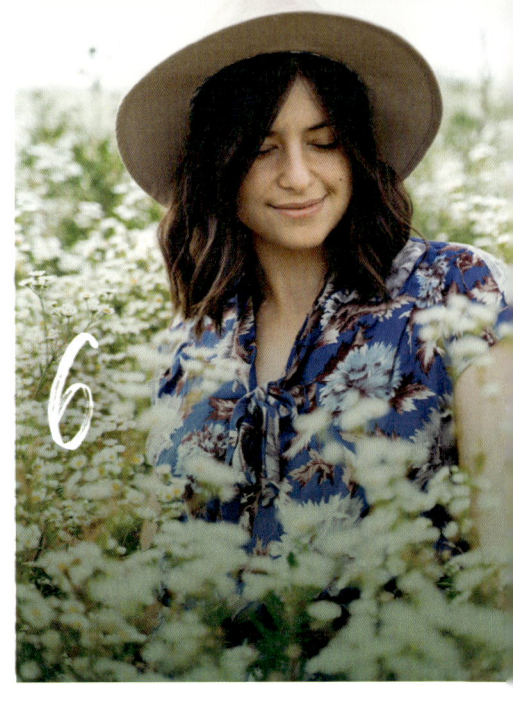

SEELISCHE DIMENSION INNERER ACHTSAMKEIT

24 Achtsamkeit im Alltag
25 Achtsamkeit als innere Haltung
26 Was Achtsamkeit mit unserem Gehirn macht
30 Mit Achtsamkeit den Alltag bereichern
37 Achtsamkeit konkret leben
45 Achtsamkeit für den Tag
54 Was bewirkt Achtsamkeit in dir?

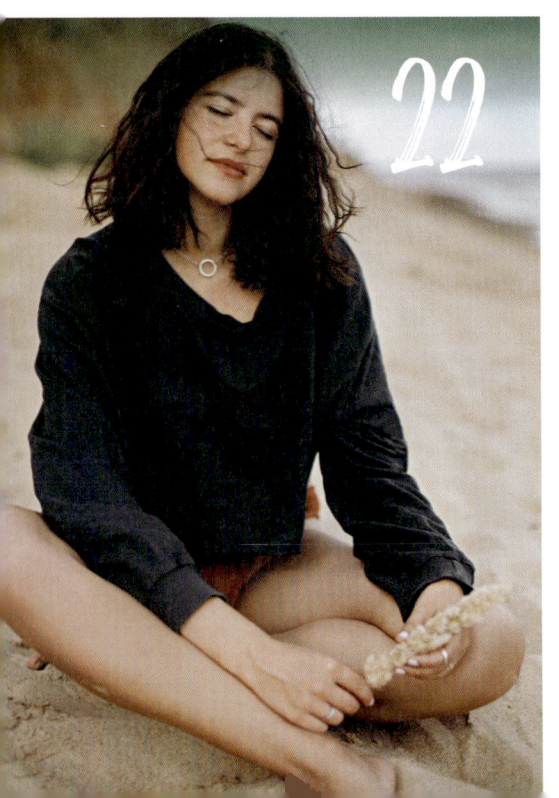

KÖRPERLICHE DIMENSION INNERER ACHTSAMKEIT

58 Achtsamkeitsmeditationen
66 Achtsamkeitsübungen für Geist und Körper
68 Deine Chakren harmonisieren
87 Achtsame Körperabräucherung für die Aura
91 Achtsame Barfuß-Gehmeditation

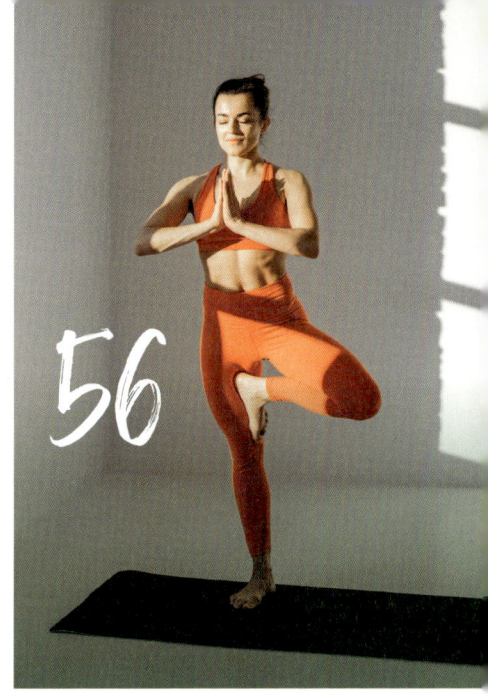

RITUALE FÜR MEHR ACHTSAMKEIT

94 Wie achtsame Rituale deinen Alltag verändern
95 Wie dich ein Achtsamkeitstagebuch unterstützen kann
96 Wie dich positive Glaubenssätze unterstützen können
98 Slow travel – achtsames Reisen
100 Slow Food – achtsames Essen
103 Slow living – achtsames Wohnen
114 Achtsam durch Woche, Monat und Jahr
130 Die Elemente in dein Leben integrieren

138 Dank
140 Weiterführende Informationen
140 Weiterführende Literatur
141 Impressum

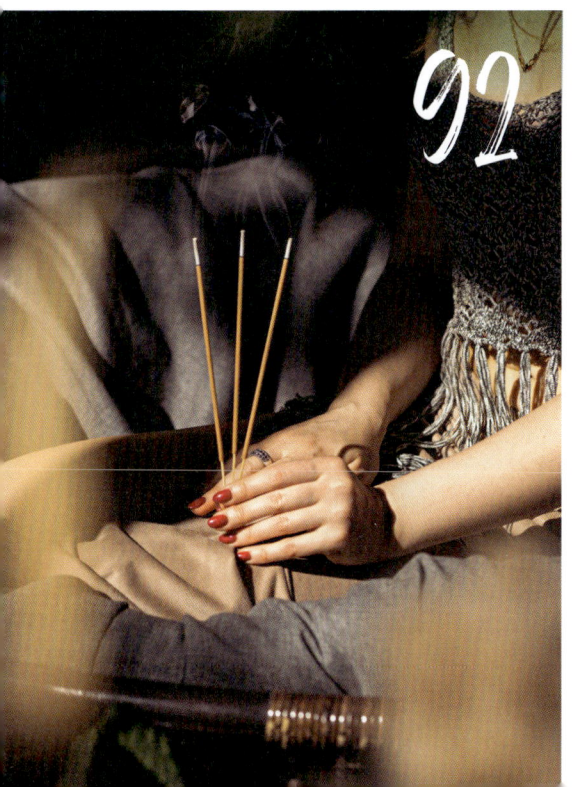

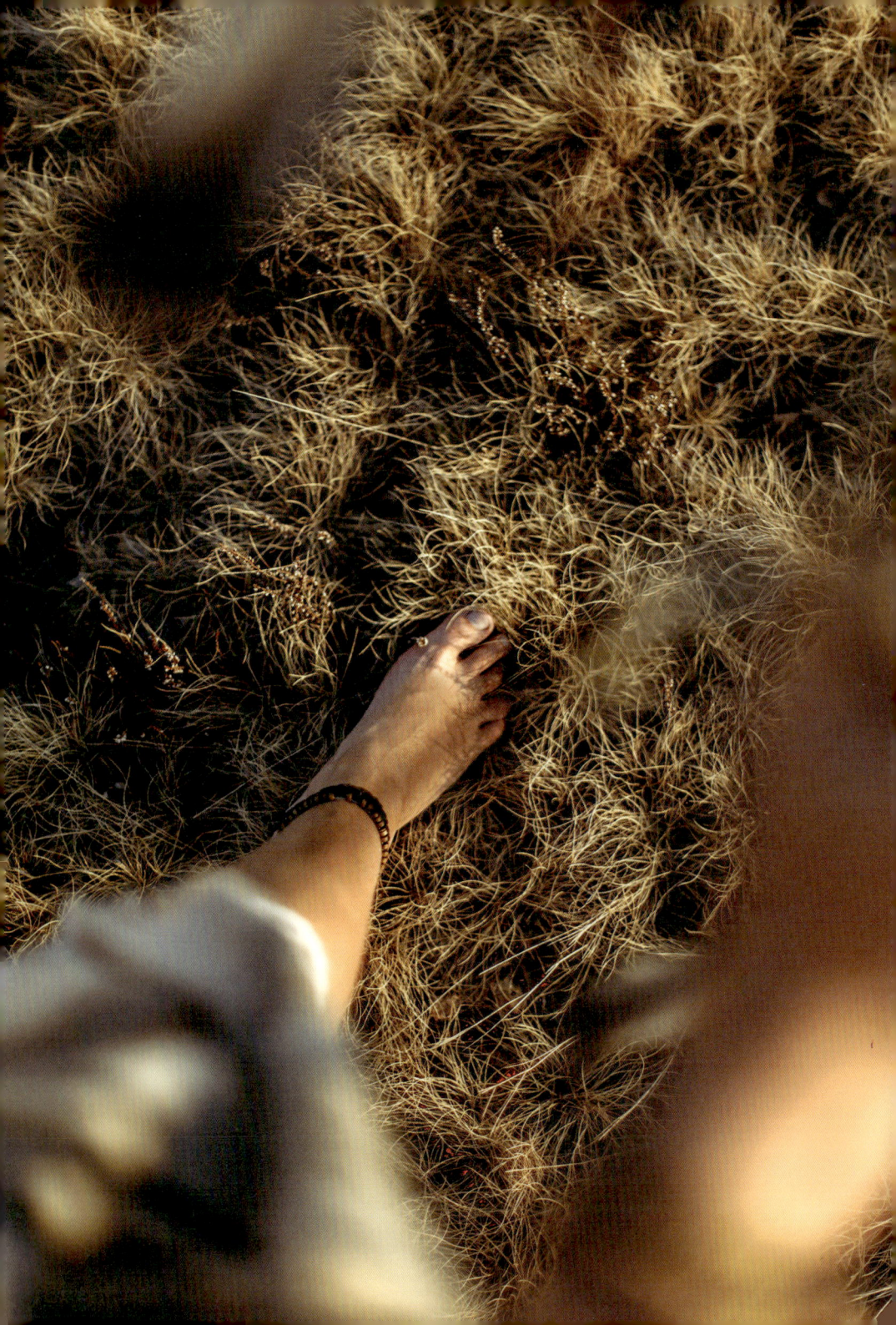

Einleitung

BEGIB DICH AUF EINE REISE ZU DIR SELBST

Liebe Leserin, lieber Leser,

du hältst dieses Buch nicht ohne Grund in deinen Händen! Vielleicht möchtest du in deinem Leben etwas verändern, möchtest dich gelassener und energiegeladener fühlen oder frischen Wind in die Beziehung zu dir selbst und zu Menschen um dich herum bringen.

Dann könnte Achtsamkeit genau das Richtige für dich sein! Ihren Ursprung hat die Achtsamkeit in den buddhistischen Traditionen und wird dort seit vielen Jahren praktiziert und im Alltag gelebt. Und genau hier wollen wir auch gemeinsam mit dir starten: Bei Achtsamkeit, die alltagstauglich ist und die du ganz einfach in dein Leben integrieren kannst. Denn Achtsamkeit fängt in den kleinsten Dingen des Lebens an und kann auf nahezu alle Bereiche deines Lebens übertragen werden. Gerade in unserer schnelllebig gewordenen Gesellschaft verlieren wir oft den Halt und die Bodenhaftung, sodass wir uns unausgeglichen, gestresst oder überfordert führen. Begib dich mit uns gemeinsam auf eine Reise hin zu dir selbst.

Du kannst dich durch Achtsamkeit entspannter, gelassener und energiegeladener fühlen. Dein Geist wird wacher und auch dein Körper dynamischer und stärker. In diesem Buch wirst du einiges über das Thema Achtsamkeit erfahren. Wir geben dir einen Mix aus Grundlagen und Anwendungen, sodass du dich selbst und deinen Geist besser kennenlernen kannst. Durch Achtsamkeits- und Körperübungen, Meditationen, Räucheranwendungen und Rituale möchten wir dir einen Impuls geben, mit dem du deine Spiritualität erweitern und ausbauen kannst. Lass dich drauf ein und bemerke, welche positiven Veränderung das Thema Achtsamkeit auch in deinem Leben hat.

Alles Liebe und viel Freude beim Lesen

Christine und Isabel

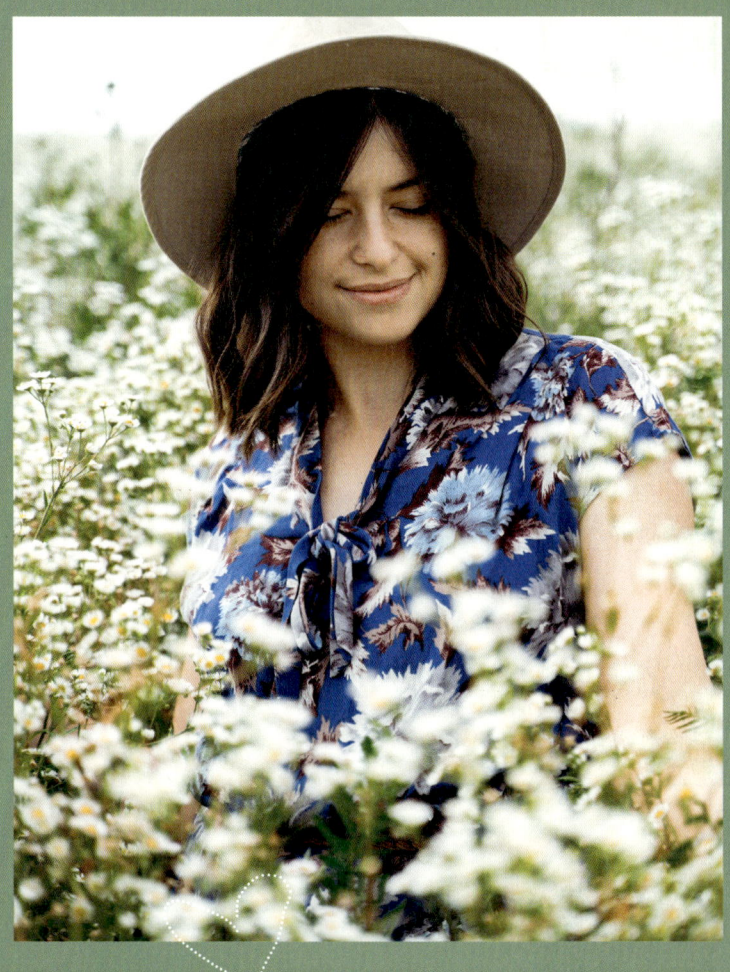

Das bewusste Wahrnehmen
mit der Natur erleichtert,
entspannt und nährt deine Seele!

Kleines Einmaleins der Achtsamkeit

Vielleicht hast du dich schon einmal mit dem Thema Achtsamkeit auseinandergesetzt und beschäftigt. Zunächst bekommst du in diesem Kapitel einen kleinen Einblick über die Ursprünge der Achtsamkeit und ihre jeweiligen Bedeutungen im spirituellen Kontext. Damit du auch schon direkt loslegen kannst, wirst du einiges darüber erfahren, wie du Achtsamkeit in deinen Alltag integrieren kannst und wie du lernst, deine Achtsamkeit zu schulen und auf Dinge zu lenken, die dir und deiner Seele guttun.

URSPRÜNGE DER ACHTSAMKEIT

Mittlerweile begegnet uns das Wort Achtsamkeit in vielen Bereichen unseres Lebens: in den sozialen Medien, in Zeitschriften, im Internet oder in Podcasts und Videobeiträgen. Doch was bedeutet Achtsamkeit überhaupt, und was kann ich selbst tun, um achtsamer durchs Leben zu gehen? – Fangen wir von vorne an und schauen wir uns den Begriff Achtsamkeit erst einmal etwas genauer an.

Achtsamkeit stammt ursprünglich aus der buddhistischen Tradition und ist eine Übersetzung des Pali-Begriffs *sati*. Dieser bezeichnet die Fähigkeit des Geistes, bei etwas zu verweilen, etwas im Gedächtnis zu behalten und mit der Aufmerksamkeit gegenwärtig zu sein. Achtsamkeit ist eine überkulturelle, menschliche Fähigkeit, die unabhängig von einer Region oder Glaubensrichtung ist. Der Begriff beschreibt eine buddhistische Haltung, die allen Meditationen zugrunde liegt, und ist an keine Ideologie oder Religion geknüpft. Es geht vielmehr um einen bewussten Geisteszustand, durch den auch Mitgefühl und Herzlichkeit erlangt werden können. Die ursprünglichen buddhistischen Lehren besagen, dass menschliches Leid durch Gier, Abneigung und Ignoranz beziehungsweise Nicht-Wissen entsteht. Man spricht hierbei von den Giften, die für menschliches Leid verantwortlich sind und ein seelisches Ungleichgewicht hervorrufen können. Es gibt eine Kausalität zwischen dem geistigen Zustand eines Menschen und der Entstehung von Leid. Diese ist im Gesetz des Dharma verankert, das beschreibt, dass jeder Mensch bestimmten Gesetzen unterliegt, die er für ein gutes Leben erfüllen sollte. Damit einher geht auch, dass jeder Mensch selbst in der Lage ist, durch Bewusstwerdung das eigene Leid abzumildern und zu verändern. Im hinduistischen Glauben hängt das Karma von der Erfüllung des Dharma ab.

Der buddhistische Mönch Thích Nhất Hạnh verglich den menschlichen Geist mit einem »trüben Gewässer«. Bildlich gesprochen meinte er damit, dass unser Geist unterbewusst, manchmal auch bewusst, ständig Situationen und Mitmenschen verurteilt und bewertet. Dadurch verschmutzt das Wasser (unser Geist) und wird trüb. Meist bemerken wir gar nicht, dass unsere Ge-

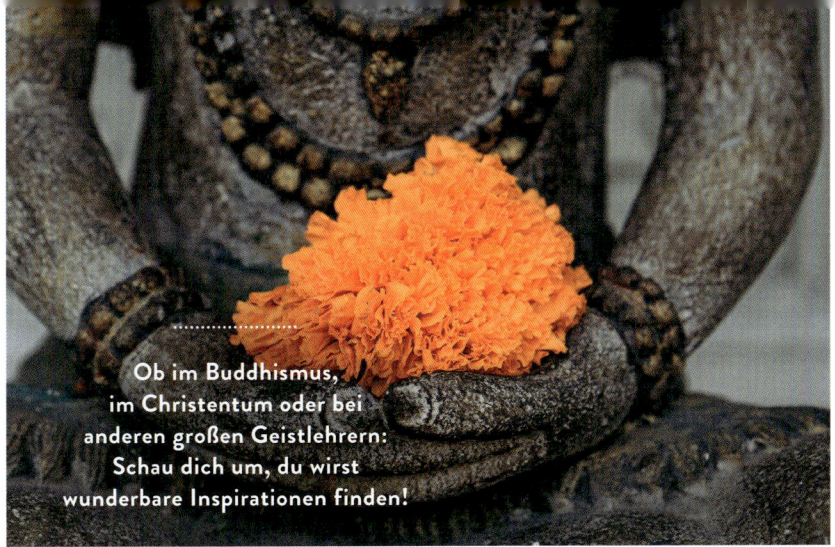

Ob im Buddhismus, im Christentum oder bei anderen großen Geistlehrern: Schau dich um, du wirst wunderbare Inspirationen finden!

danken unsere Meinungen und Einstellungen zu etwas beeinflussen und wir nicht mehr klar sehen können. Häufig sind die Gedanken zu verzerrt oder eingetrübt. Wir können dann nur noch schwer erkennen, was uns wirklich guttut oder was uns vielleicht auf Dauer schädigt. Unser eigener innerer Bewertungsmechanismus fällt voreilig Urteile, denkt in Schubladen und ist in Mustern gefangen, sodass wir vieles um uns herum nur eingeschränkt oder voreingenommen wahrnehmen.

> »Wenn wir wirklich lebendig sind, ist alles, was wir tun oder spüren, ein Wunder. Achtsamkeit zu üben bedeutet, zum Leben im gegenwärtigen Augenblick zurückzukehren.«

Thích Nhất Hạnh, buddhistischer Mönch, Schriftsteller und Lyriker

BEDEUTUNG VON ACHTSAMKEIT

Achtsam sein heißt, den gegenwärtigen Moment ganz bewusst und ohne Bewertung wahrzunehmen. Dabei kannst du deine Aufmerksamkeit absichtlich auf diesen einen Moment lenken, ohne dich dabei von einer anderen Sache ablenken zu lassen. Du schweifst gedanklich nicht ab, sondern nimmst das gesamte Spektrum des Hier und Jetzt wahr. Dazu gehören deine Gefühle, deine Gedanken, deine Körperempfindungen und deine Umgebung. In einer inneren Haltung der Achtsamkeit versuchst du, nicht zu bewerten, sondern die Gegebenheiten aus einer neutralen Haltung heraus zu registrieren. Dein gegenwärtiger Zustand ist in diesem Moment so, wie er ist – nicht mehr und auch nicht weniger. Vielleicht spürst du, dass du dich in einer momentanen Situation unwohl fühlst. Du gehst jedoch nicht darauf ein und verharrst auch nicht in diesem Zustand. Du bleibst offen und schaust, was der nachfolgende Moment für dich bereithält.

> »Die Herrschaft über den Augenblick ist die Herrschaft über das Leben.«
>
> Marie von Ebner-Eschenbach, Schriftstellerin

WAS UNS OFT IN DIE UNACHTSAMKEITS-FALLE TAPPEN LÄSST

Was uns jedoch oft passiert und was du sicher auch an dir selbst bemerkst: Du klammerst dich an Gedanken, Ideen und Gefühle, die unerreichbar sind, oder kannst Dinge, Situationen, Handlungen, Wendungen, die unvermeidbar sind, einfach nicht loslassen. Die Gedanken hüpfen wie ein Affe von Ast zu Ast, du kommst vom Hundertsten ins Tausendste, bist gedanklich noch hier

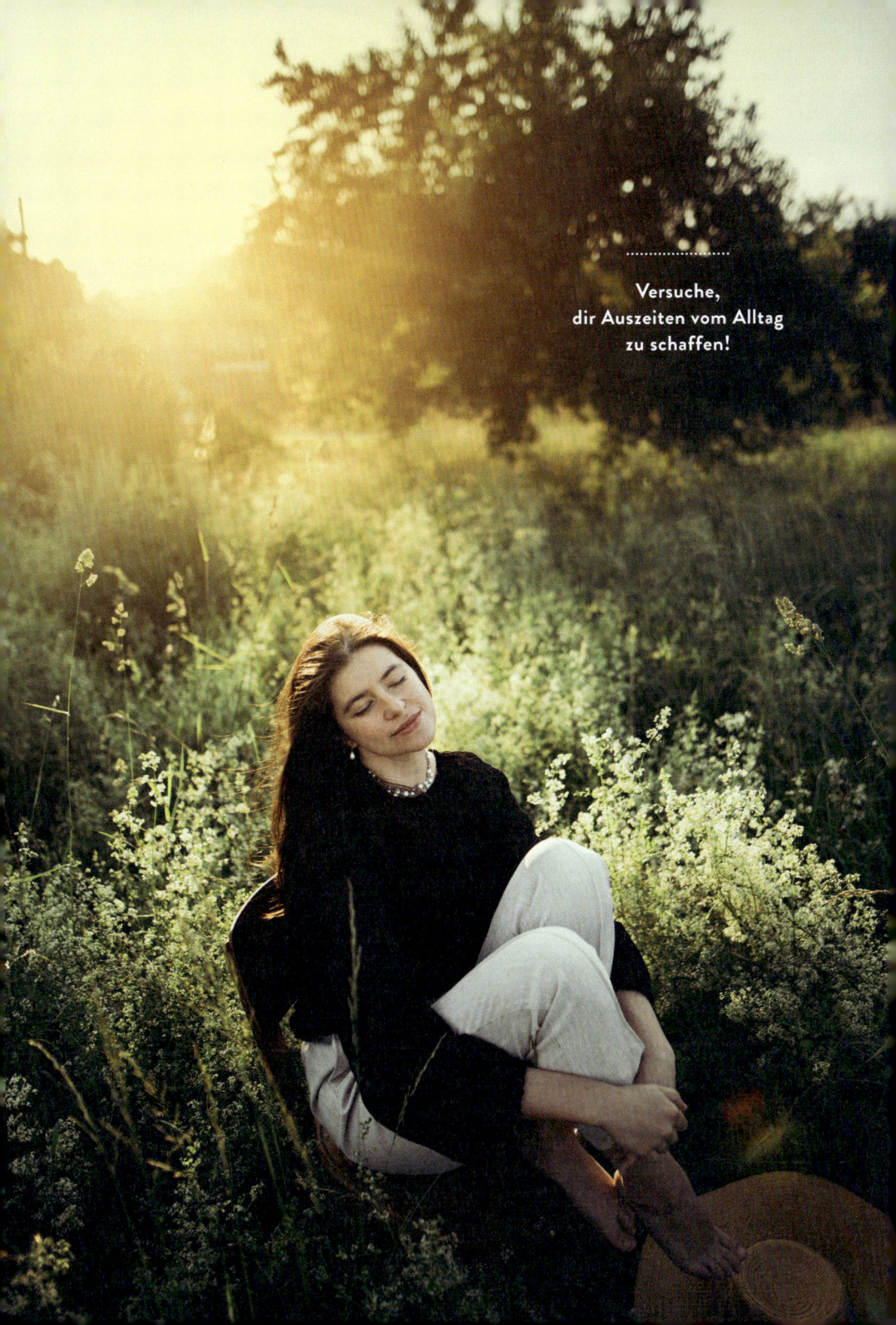

und schweifst dann schon wieder ab. Damit torpedierst du dich selbst. Das bringt deinen inneren Frieden und deine innere Ruhe aus dem Gleichgewicht.

Zudem hängen viele Menschen stark in der Vergangenheit oder in der Zukunft fest. Sie beschäftigen sich mit zukünftigen Sorgen, von denen sie noch gar nicht wissen, ob diese überhaupt eintreten werden. Oder sie rekapitulieren vergangene Situationen immer wieder aufs Neue, obwohl sie am Geschehenen nichts mehr verändern können. Achte mal selbst darauf, wie das bei dir ist. Vielleicht kannst du wahrnehmen, wie dich diese Gedankenstrudel wertvolle Energie kosten, die du für viel wichtigere Dinge, die dir guttun, aufwenden könntest.

Durchs Leben zu gehen und immer »gegen« etwas zu sein, ist auch nicht gerade hilfreich. Ich verlange natürlich nicht von dir, dass du allem immer zustimmst und mit allem einverstanden bist. Vielmehr geht es darum, die Konzentration und den Fokus auf die Dinge zu richten, denen wir wohlgesinnt sind, für die wir uns einsetzen wollen und die uns guttun. Denn das, worauf wir unsere Aufmerksamkeit und Achtsamkeit auf eine positive Weise ausrichten, das wird sich vergrößern!

Übe dich also darin, dich immer wieder selbst zu beobachten und dich zu fragen: »Was passiert gerade und was ist gerade?« Gib dich nicht deinen umherhüpfenden Gedanken hin, sondern bleibe in der Beobachtung dessen, was gerade ist. Durch Achtsamkeit wirst du dir darüber bewusst, wohin sich dein Geist bewegt. Das hilft dir, zur Ruhe zu kommen und den Fokus auf das richten, was dir guttut. Eine achtsame Lebensweise wird dir dabei helfen, dich selbst, aber auch dein Umfeld besser kennenzulernen. Sie öffnet dein Herz und macht dich offen für neue Erfahrungen. Deine positive Neugier auf das Leben wird größer, du erkennst immer besser, was dir Freude macht und was dir Leichtigkeit und Gelassenheit bringt.

Immer wieder bemerkt man selbst, wie wenig man eigentlich im gegenwärtigen Moment lebt und wie schnell die eigenen Gedanken und Gefühle zu einer Situation oder Begebenheit abschweifen. Alte Sorgen, Belastungen und Verletzungen halten uns fest umklammert, ziehen uns in eine Abwärtsspirale und sorgen für schlechte Stimmung. Wenn du beispielsweise an eine Situation in deinem Leben denkst, in der du dich traurig, unbehaglich oder verletzt gefühlt hast, aktiviert dein Gehirn das dazugehörige Gefühl. Du fühlst dich dann erneut traurig, unbehaglich oder verletzt, und das, obwohl die Situation gar nicht mehr akut ist.

Gedanken-Tagebuch

Notiere dir eine Woche lang die sieben Gedanken, die du am häufigsten denkst! Diese Übung kann die ein oder andere Überraschung für dich parat halten. Je ehrlicher du zu dir selbst bist, desto besser lernst du dich kennen, und du merkst, worum deine Gedanken kreisen, welche Gedanken dich ablenken und dich so immer wieder aus deiner Konzentration auf Achtsamkeit katapultieren.

Du kannst dir für jeden Tag einen eigenen Notizzettel anlegen, auf dem du die sieben Gedanken des Tages notierst. Am Ende der Woche nimmst du dir Zeit für dich und versuchst, deine Gedanken möglichst neutral zu betrachten.

Montag

Gedanke 1 _____

Gedanke 2 _____

Gedanke 3 _____

Gedanke 4 _____

Gedanke 5 _____

Gedanke 6 _____

Gedanke 7 _____

ZUKUNFTSGEDANKEN STOPPEN!

Sich zu viele Gedanken über die Zukunft zu machen, bringt ebenso wenig wie das Verharren in der Vergangenheit. Vielleicht denkst du daran, wo du in ein paar Jahren stehen und welche beruflichen und privaten Ziele du bis dahin erreicht haben möchtest. Auch ganz banale Gedanken wie das nächste Urlaubsziel oder das Outfit für die nächste Party können so sehr ablenken, dass sie unseren Fokus auf die Gegenwart vollkommen zunichtemachen. Nicht, dass du mich falsch verstehst: Träume, Ziele und Visionen sind wichtig für dein Leben. Sie sollten dich aber nie unter Druck setzen oder ein Gefühl des Versagens hinterlassen, wenn du sie nicht erreichst. Das Leben ist im ständigen Fluss, es wird von Höhen und Tiefen begleitet, Pläne und Visionen können sich ändern, und doch wird dich das Leben immer dorthin tragen, wo du sein sollst. Wichtig ist, dass es dir im Hier und Jetzt gut geht, dass du das Gegenwärtige annimmst.

> »Achtsamkeit ist nicht schwierig, wir müssen uns nur daran erinnern, achtsam zu sein.«
>
> Sharon Salzberg, Autorin und Meditationslehrerin

EINFLÜSSE VON AUSSEN ABWEHREN

Auch die unablässig auf uns einströmenden Informationen, die uns rund um die Uhr zur Verfügung stehen und im Sekundenrhythmus aktualisiert werden, tragen nicht gerade dazu bei, unsere Achtsamkeit zu stabilisieren. Im Gegenteil. Die überwiegend negativen und häufig einseitigen Nachrichten aus Print- und digitalen Medien schüren zusätzlich zu persönlichen Zukunftsängsten auch die kollektiven Ängste vieler Menschen.

Indem du jedoch die Gegenwart bewusst beobachtest und so akzeptierst, wie sie ist, wird sich deine Konzentration auf den Moment lenken, der jetzt gerade stattfindet. Du schaffst auf diese Art einen Raum zwischen dem, was von außen auf dich eindringt, und deiner persönlichen Reaktion darauf. Du wirst dein eigener Beobachter und kannst dich und deine Gefühle und Gedanken besser kennenlernen. Achtsamkeit schärft deine Sinne und schult deine eigene Wahrnehmung.

Frage dich immer wieder:
„Was ist mir jetzt gerade wichtig,
was tue ich jetzt gerade?"

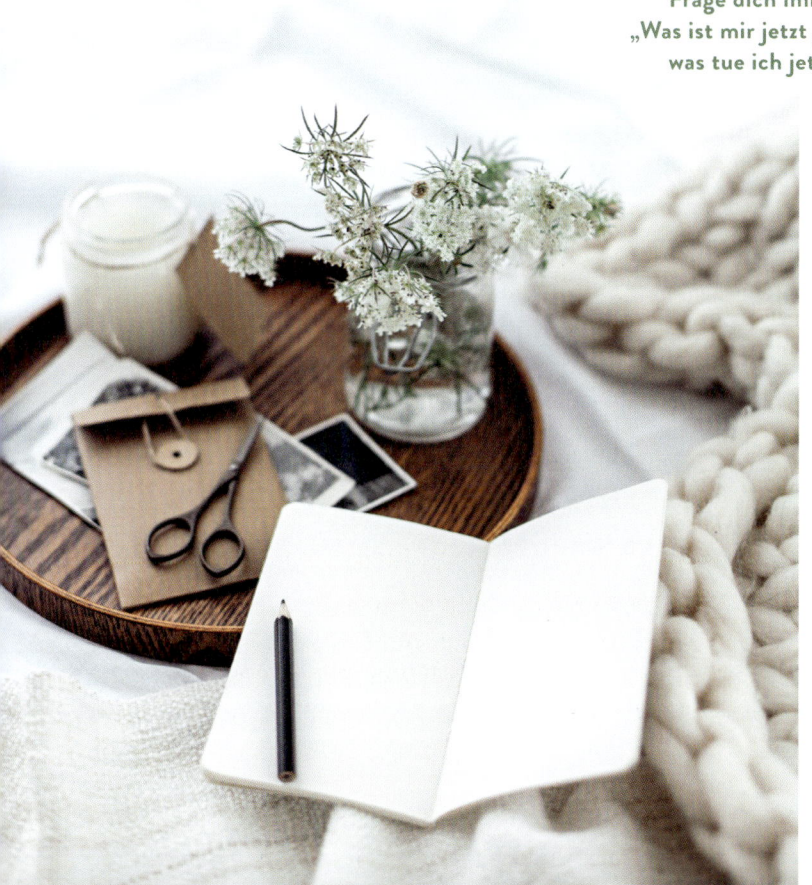

> »Achtsamkeit bedeutet, auf eine bestimmte Weise aufmerksam zu sein: bewusst, im gegenwärtigen Augenblick und ohne zu urteilen.«

Jon Kabat-Zinn, Professor für Medizin und Meditationslehrer

WANN UND WO FINDET SICH ACHTSAMKEIT?

Achtsam sein bedeutet, im Hier und Jetzt zu leben. Nicht in der Vergangenheit und auch nicht in der Zukunft. Alles, was zählt, ist dieser eine Moment, in dem du dich gerade befindest. Vielleicht merkst du es an manchen Tagen bei dir selbst: Du bist mit deinen Gedanken an einem ganz anderen Ort, in einer ganz anderen Situation, mit ganz anderen Personen. Du bist nicht im aktuellen Moment, im Hier und Jetzt. Ich wiederhole mich ein bisschen, aber genau das ist der ganz zentrale Aspekt von Achtsamkeit beziehungsweise Unachtsamkeit. Du bist unachtsam, dein Geist wird unruhig, rastlos, kann sich nicht entspannen und wandert ruhelos umher. Dadurch nimmst du dir deine eigene Offenheit für neue Erfahrungen. Bleibst du mit deinen Gedanken und deiner vollen Wahrnehmung bei dem, was du gerade tust, kann sich dein Geist erholen und zur Ruhe kommen. Je mehr Achtsamkeit du in deinen Alltag integrierst, desto mehr wirst du dich entspannen und zur Ruhe kommen können, desto mehr wird sich dein Stresslevel senken. Und je mehr du dich in Achtsamkeit übst, je mehr du sie als kleines Ritual bewusst in deinen Alltag einbringst, desto besser wirst du im Achtsamsein.

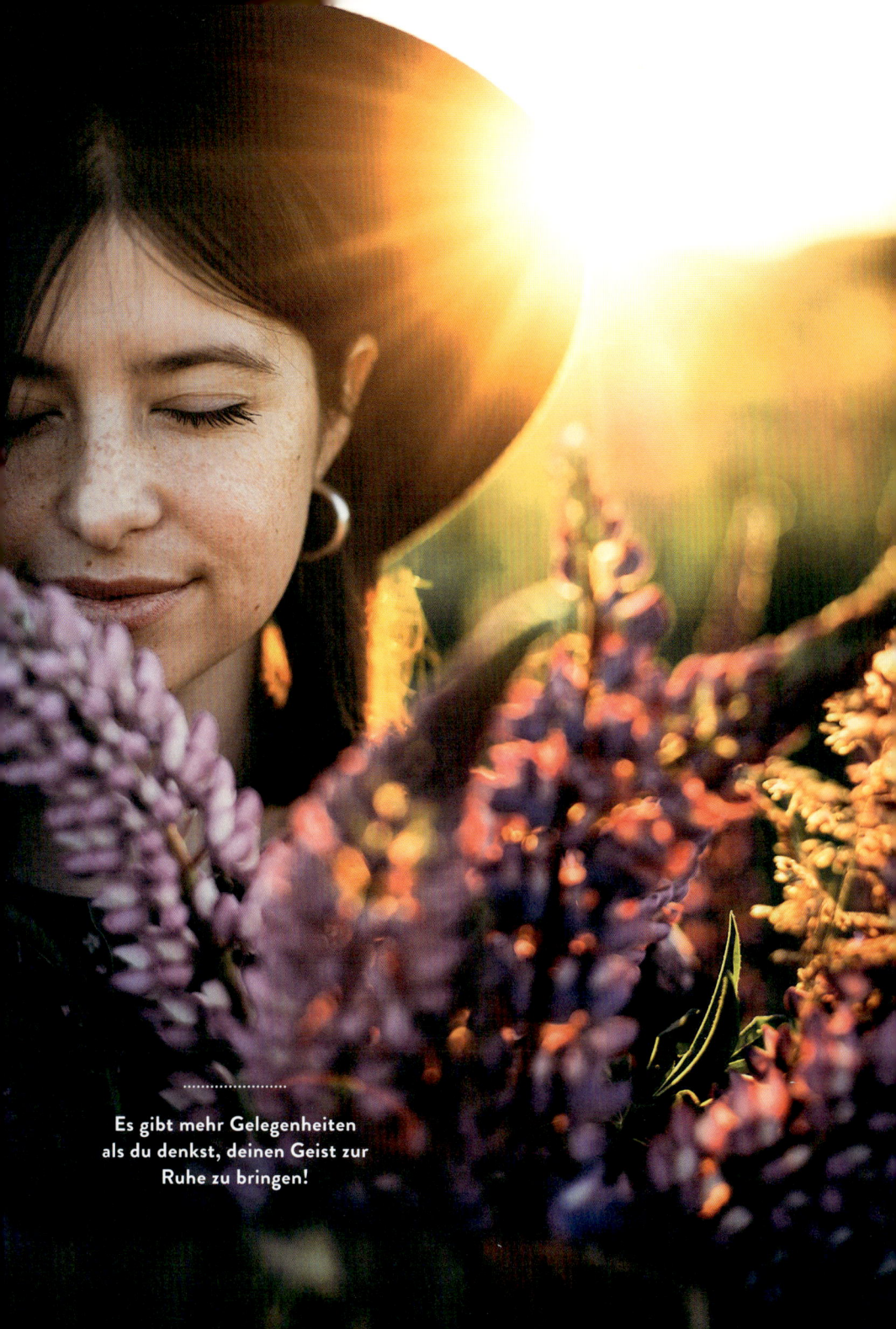

Es gibt mehr Gelegenheiten als du denkst, deinen Geist zur Ruhe zu bringen!

Wähle deine eigene Achtsamkeitssituation

Überlege dir, welche Handlung, Tätigkeit, Abfolge von Gesten du heute ganz bewusst und achtsam machen möchtest. Lege all deine Konzentration, deinen Fokus auf diese Sache und führe sie in vollkommener Ruhe, wie in Zeitlupe, aus. Zelebriere dies in der größtmöglichen Zeitlupe und benenne innerlich immer, was du JETZT gerade machst und wahrnimmst. Wenn du beispielsweise Kaffee oder Tee aufgießt, beobachte, wie sich das Wasser durch die Stoffe färbt, richte deinen Fokus auf die zarten Dampfwolken, die aus der Kanne/Tasse aufsteigen, nimm den Geruch wahr, lass dir Zeit. Das bringt dich in höchstes Gewahrsein für dich selbst. Hier ein paar weitere Beispiele:

- Zähne putzen
- Frühstück zubereiten
- Blumen gießen
- Kleidung anziehen

Schon mit dem Aufstehen und deinem Frühstück fängt deine Achtsamkeitsroutine an!

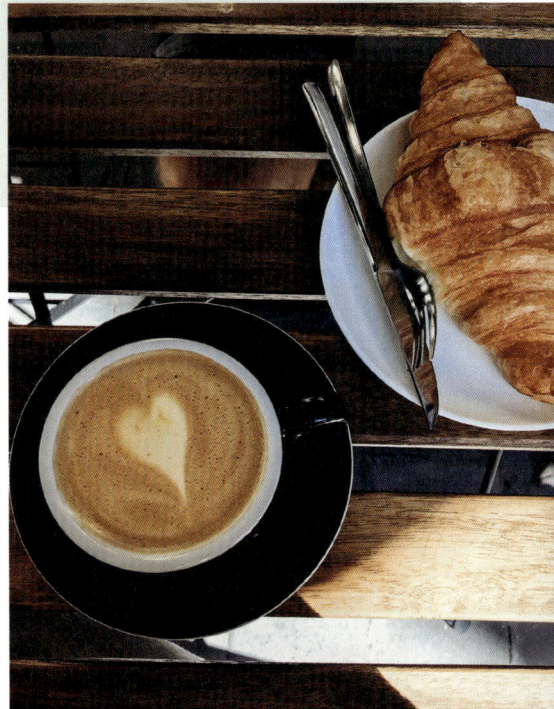

WIE WERDE ICH ACHTSAMER?

Das Thema Achtsamkeit setzt sich aus verschiedenen Säulen zusammen. Diese tragen dazu bei, dass wir Achtsamkeit in den Alltag integrieren können und sie zu einem täglichen Begleiter wird. Die Aspekte und Qualitäten, aus denen sich Achtsamkeit zusammensetzt, verbinden Körper, Seele und Geist und steigern in jedem Augenblick unser Wohlbefinden.

Gegenwart
Nur das, was jetzt in diesem Augenblick stattfindet, im Hier und Jetzt, ist wichtig und von Bedeutung. Es geht nicht um die Vergangenheit und auch nicht um die Zukunft. Es geht um die Zeit, in der wir jetzt gerade leben, diese Sekunde, diese Minute, diese Stunde.

Entschleunigung
Merkst du das auch? Alles um uns herum scheint sich immer schneller zu drehen. Was heute ein Hype ist, ist morgen schon wieder out. Beschleunigung und das Gefühl, dass die Zeit rast, scheinen ein Phänomen unserer Gesellschaft zu sein. Wir können unter immer mehr Möglichkeiten auswählen, der Druck und die Geschwindigkeit im Hamsterrad des Lebens scheinen immer größer und schneller zu werden.
Dem stehen – glücklicherweise – Begriffe wie Work-Life-Balance und Entschleunigung gegenüber. Nein zu sagen, sich rauszunehmen, bewusst kürzerzutreten, Langsamkeit zu zelebrieren, bewusst durchzuatmen, der Hektik den Rücken zu kehren, das sind die Qualitäten von Achtsamkeit.

Güte und Wohlwollen
Was wir im Achtsamkeitsmodus in der Jetzt-Zeit, der Gegenwart, bewusst wahrnehmen und beobachten, sollten wir nicht bewerten. Es geht darum, alles um dich herum neutral zu betrachten, offen an Dinge und Menschen heranzugehen, keine vorschnellen Urteile zu fällen, sondern alles zunächst so anzunehmen, wie es ist.

Rückzug und Stille

Ein weiteres Phänomen unseres Zeitgeistes scheint der Anspruch an sich selbst zu sein, immer und überall ganz vorne mit dabei sein zu müssen. Das kann eine ganze Weile gut gehen, die Menschen können sich dadurch vielleicht energetisiert fühlen, bekommen Aufmerksamkeit und fühlen sich wichtig und gesehen. Irgendwann fordert es jedoch seinen Preis: Körper und Geist sind müde, ausgelaugt, schlapp und erschöpft. So weit sollten wir es erst gar nicht kommen lassen. Deswegen sind Phasen eines bewussten Rückzugs wichtig. Bewusst gewählte Auszeiten von der gewohnten Umgebung, die Entspannung bringen, den Stress abbauen und dich tief erholt wieder in den Alltag entlassen, tun einfach gut. Und dafür musst du nicht in die Abgeschiedenheit eines Klosters gehen und dich 14 Tage im Schweigen üben oder ein überteuertes Retreat buchen. Gönne dir einfach mal ein Wochenende in absoluter Ruhe, sei ganz bei dir, verabrede dich nicht, lass Handy und Laptop ausgeschaltet und komme zurück in deine Mitte. Und wenn dir ein Wochenende für den Anfang zu viel Zeit der Ruhe ist: Auch ein entspannendes Bad im Kerzenlicht, ein Abend auf dem Sofa mit einem guten Buch oder ein mehrstündiger Spaziergang durch den Wald können Entspannung bringen und dabei helfen, den Fokus auf dich und deine Achtsamkeit zu richten.

Bewusstseinserweiterung

In unserem ganz normalen Alltags-Bewusstsein nehmen wir uns selbst und unsere Umwelt mit allen Sinnen wahr, wir reagieren mit Gefühlen auf alles und jeden und bewerten und vergleichen. So entstehen Erkenntnisse, Erfahrungen und Lebensmuster, auch Skript genannt. In einem erweiterten Bewusstseinszustand beeinflussen diese eigenen Lebensmuster deine Gefühle, Gedanken und Handlungen nicht mehr, die Ichbezogenheit und Dualität sind überwunden. Wir fühlen uns verbunden und eins mit allem, was ist, und haben Mitgefühl für alle Wesen entwickelt.

Rituale

Rituale haben immer einen festgelegten Charakter im Sinne von bestimmten Handlungsabfolgen, festen verbalen Formulierungen oder auch Gesten. Sie geben im Alltag Halt, Struktur und Orientierung. Kleine Rituale im Alltag wie das Sitzen an einem Kraftplatz, eine Räucherung, eine Meditation oder eine Atemübung helfen ganz enorm, sich in Achtsamkeit zu üben.

Meditation
Unter Meditation werden geistige Übungen und Techniken verstanden, mit denen man lernt, die Aufmerksamkeit des Geistes bewusst zu steuern. Die positiven Auswirkungen auf Hirnfunktionen, Immunsystem und Psyche sind mittlerweile wissenschaftlich erwiesen. Während der Meditation ist man im Hier und Jetzt, lässt Gedanken kommen und gehen, wertet nichts und lässt alles, was kommt, einfach da sein und vorüberziehen. Meditationsübungen und kleine Rituale sind sozusagen die Praxis-Pfeiler der Achtsamkeit.

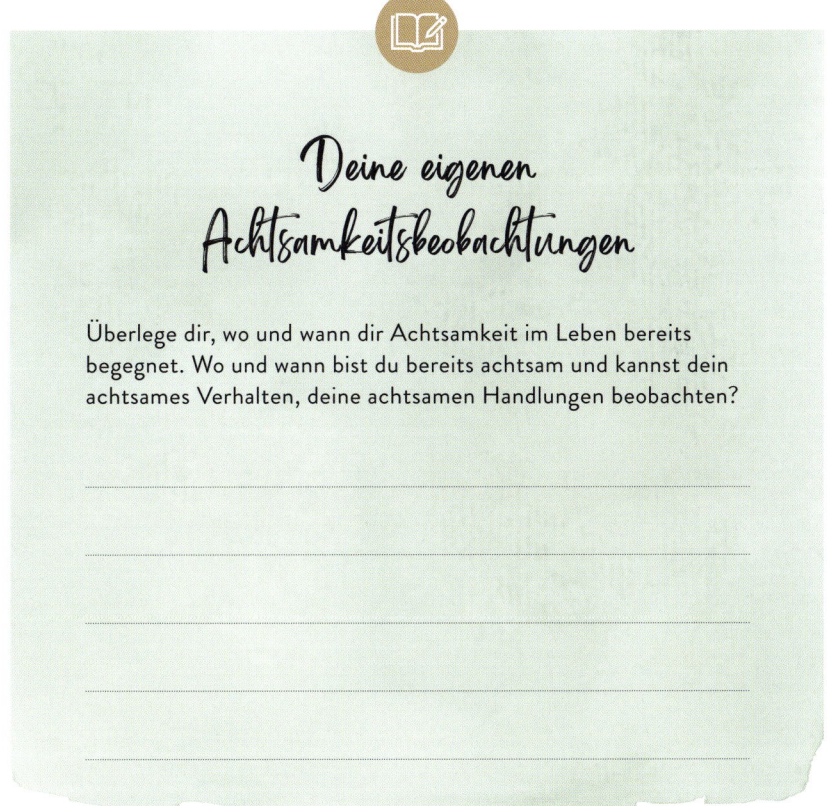

Deine eigenen Achtsamkeitsbeobachtungen

Überlege dir, wo und wann dir Achtsamkeit im Leben bereits begegnet. Wo und wann bist du bereits achtsam und kannst dein achtsames Verhalten, deine achtsamen Handlungen beobachten?

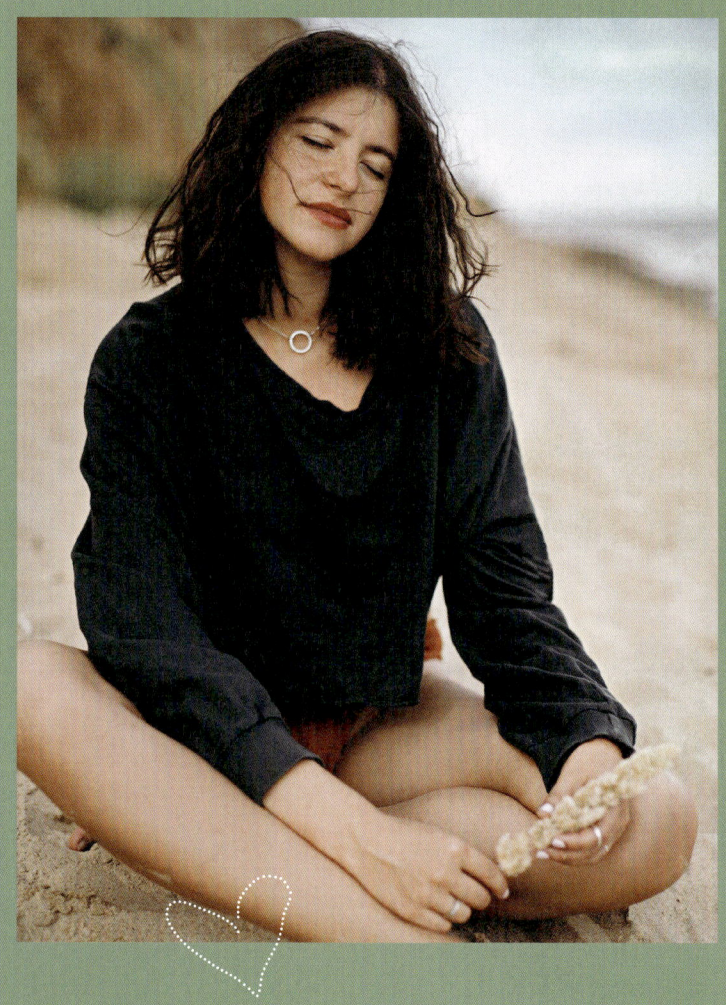

Finde das, was dich
innerlich nährt und integriere es
in deinen Alltag!

Seelische Dimension innerer Achtsamkeit

Nimm dir einen Augenblick Zeit, lehne dich zurück und versuche, alles ganz bewusst wahrzunehmen. Was spürst du? Was empfindest du gerade in diesem einen Moment? Durch die Schulung deiner Sinne kannst du die Achtsamkeit in deinen Alltag integrieren. Du kannst Ordnung in deinem inneren Seelenleben und deiner äußeren Umgebung schaffen. Mithilfe von Achtsamkeitsmeditationen, Gebeten und Räuchermischungen kann dir dies gelingen, und du wirst schnell spüren, wie du ruhiger, gelassener und entspannter wirst.

ACHTSAMKEIT IM ALLTAG

An Achtsamkeit kommen wir heutzutage aus verschiedenen Gründen kaum mehr vorbei. Egal, ob du den Wunsch hast, dich selbst zu optimieren, ob dich die Sehnsucht nach mehr Sinnhaftigkeit in deinem Leben neugierig macht oder ob du das Bedürfnis hast, angesichts der vielen Unsicherheiten und Bedrohungen unserer Zeit seelisch widerstandsfähiger zu werden – die verschiedenen Achtsamkeitspraktiken werden dir bei all diesen Anliegen und Bedürfnissen helfen können. Dabei ist es nicht wichtig, ob du Stress reduzieren, deine spirituelle Praxis vertiefen oder Arbeitsabläufe achtsamer gestalten möchtest – du wirst schnell merken, dass sich die Wirkung von achtsamem Handeln in allen Bereichen deines Lebens zeigen wird. Und auch wenn Achtsamkeit nicht die Lösung all deiner Probleme darstellt, so lernst du doch, wie du mit ihnen anders beziehungsweise besser umgehen kannst. Probleme und negative Gedanken und Gefühle werden deine Stimmung nicht mehr vollständig beeinflussen und steuern. Und das ist fast der größte Gewinn, den du aus deiner Achtsamkeitspraxis ziehen wirst: Du bleibst in jeder Situation handlungsfähig. Es werden sich dir sogar verschiedene Sichtweisen auf ein und dasselbe Thema auftun, das dich gerade bedrückt. Und siehe da, durch diese unterschiedlichen Betrachtungen bekommst du neue Ideen und Handlungsansätze. Du wirst kreativer und findest plötzlich Lösungen, auf die du vorher gar nicht gekommen wärst …

»Verweile nicht in der Vergangenheit. Träume nicht von der Zukunft. Konzentriere den Geist auf den gegenwärtigen Moment.«

Buddha

ACHTSAMKEIT ALS INNERE HALTUNG

Ein weiterer Effekt, mit dem dich eine achtsame innere Haltung im Hier und Jetzt beschenkt, wird sein, dass du immer dankbarer für dein Leben wirst. Deine Sorgen und die negativen, belastenden Gefühle reduzieren sich immer mehr. Du erkennst, was du in deinem Leben schon erreicht hast, wirst dankbar und bekommst eine positive Grundeinstellung. Achtsamkeit ist eine besondere innere Haltung, in der allem Erlebten genauso begegnet wird, wie es sich im gegenwärtigen Moment darstellt. Du kannst deine Aufmerksamkeit beispielsweise auf deine Sinne lenken und diesen mit Neugierde und Akzeptanz begegnen. Statt dich in den üblichen Bewertungen und Reaktionen zu verlieren, bringst du dich im gegenwärtigen Moment achtsam mit dem Erlebten in Kontakt und betrachtest es aufmerksam, wachsam und neutral.

Sinneswahrnehmung durch Räuchern

Zünde dir eine Räucherkohle an und lege ein Räucherwerk deiner Wahl auf. Folge nun mit den Augen dem aufsteigenden Rauch. Beobachte den Rauch so lange, bis er sich auflöst. Beginne immer wieder von Neuem. Richte deinen Blick auf die Kohle, genau dorthin, wo der Rauch beginnt, folge ihm beim Aufsteigen, betrachte die Rauchkringel, die sich nach und nach auflösen. Verharre nach einigen Augenblicken in diesem Moment ... und du wirst merken, dass du in den letzten Minuten an nichts gedacht hast, ganz in einem gegenwärtigen Zustand warst – das nennt sich „Gewahrsein".

WAS ACHTSAMKEIT
MIT UNSEREM GEHIRN MACHT

Neuropsychologisch ist es möglich, die Wirkung von regelmäßigen Achtsamkeitsübungen nachzuweisen. Die festgestellten Veränderungen in den Hirnarealen sind eng verbunden mit der Wahrnehmung der eigenen Gefühle, der Empathiefähigkeit und der Regulierung von Gefühlen. Der sogenannte Präfrontalkortex in unserem Gehirn ist dafür verantwortlich, wie wir Emotionen ausdrücken und welche Entscheidungen wir treffen. Und das ist noch nicht alles: Er scheint auch mit einer »Meta-Awareness« (Wahrnehmung von den eigenen Wahrnehmungen) verbunden zu sein. Dadurch sind wir in der Lage, die eigenen Sinneseindrücke zu spüren, über Gedanken nachzudenken oder Gefühle zu registrieren. Andere Strukturen in unserem Gehirn helfen uns, körperliche und psychische Schmerzen wahrzunehmen, uns in andere Menschen hineinzuversetzen und die Gefühle von anderen nachzuempfinden. Durch das Training von Achtsamkeit kannst du besser mit negativen Gefühlen, zum Beispiel mit Wut, Trauer, Aggression, umgehen und du kannst dich besser in andere Menschen hineinversetzen, du wirst empathischer und dein Mitgefühl stärkt sich. Das sind genau die Eigenschaften, die wir in unserer heutigen Gesellschaft, in unserem Miteinander so dringend benötigen. Dadurch, dass »negative« Emotionen und Empfindungen besser verarbeitet werden können, kann sich auch die Anfälligkeit für Stress, Burnout oder gar Depressionen reduzieren.

Eine Studie mit Studierenden machte den Effekt einer achtminütigen Achtsamkeitsmeditation deutlich: Die meditierenden Studierenden konnten im Vergleich zu einer Kontrollgruppe, die nicht meditierte, trotz stressiger Gedanken und Gefühlen positive Leistungen beibehalten. Und eine Havard-Studie aus dem Jahr 2011 konnte zeigen, dass ein achtwöchiges Meditationsprogramm nicht nur zu Stressminderung, sondern auch zu einer messbaren Veränderung von Hirnregionen führen konnte. Betroffen sind davon die Regionen, die unter anderem das Lern- und Erinnerungsvermögen sowie Empathiefähigkeit und Selbstwahrnehmung steuern. Durch Meditation kann man sich also Sachen besser merken, wird empathischer und die Selbstwahrnehmung verbessert sich.

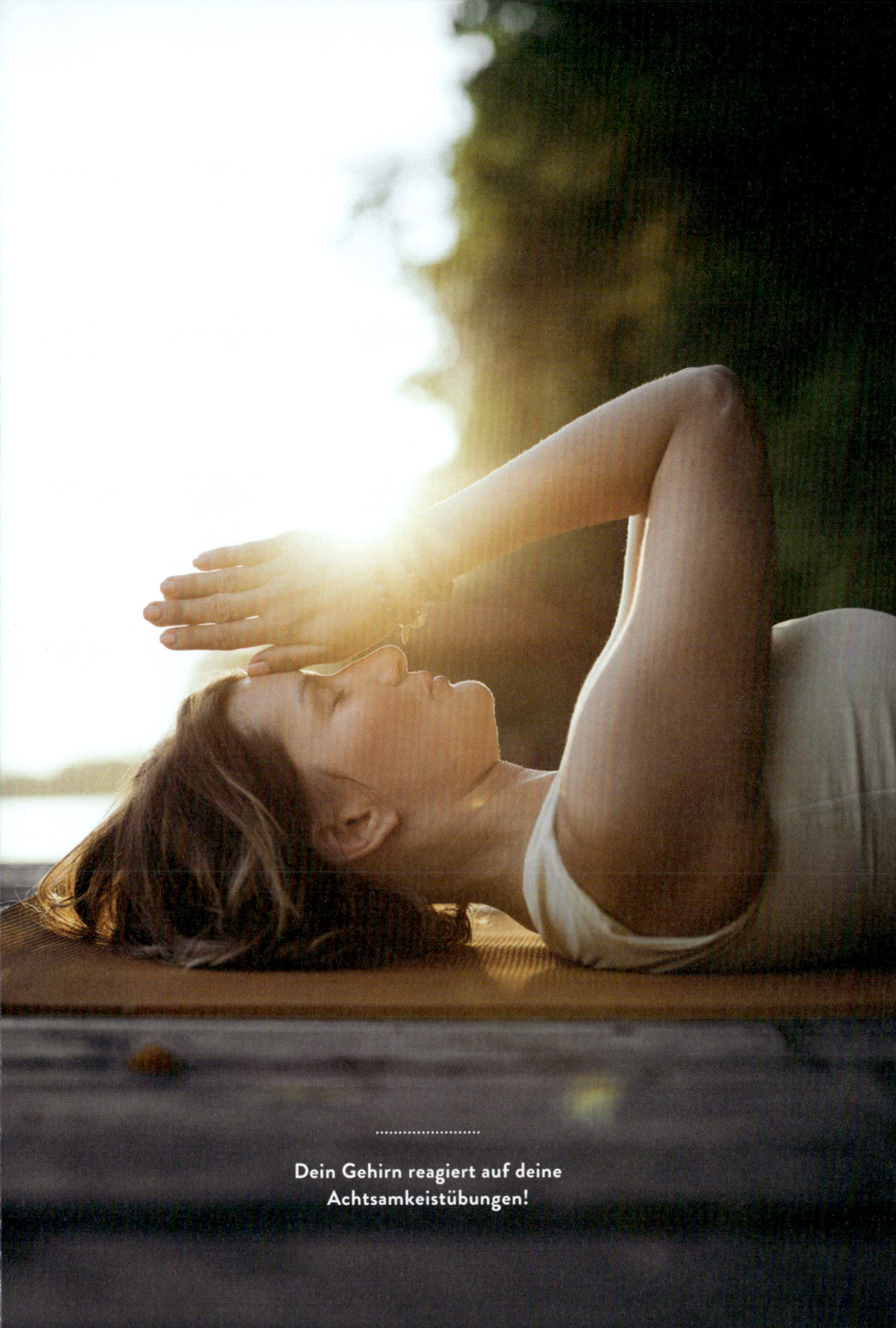
Dein Gehirn reagiert auf deine Achtsamkeitsübungen!

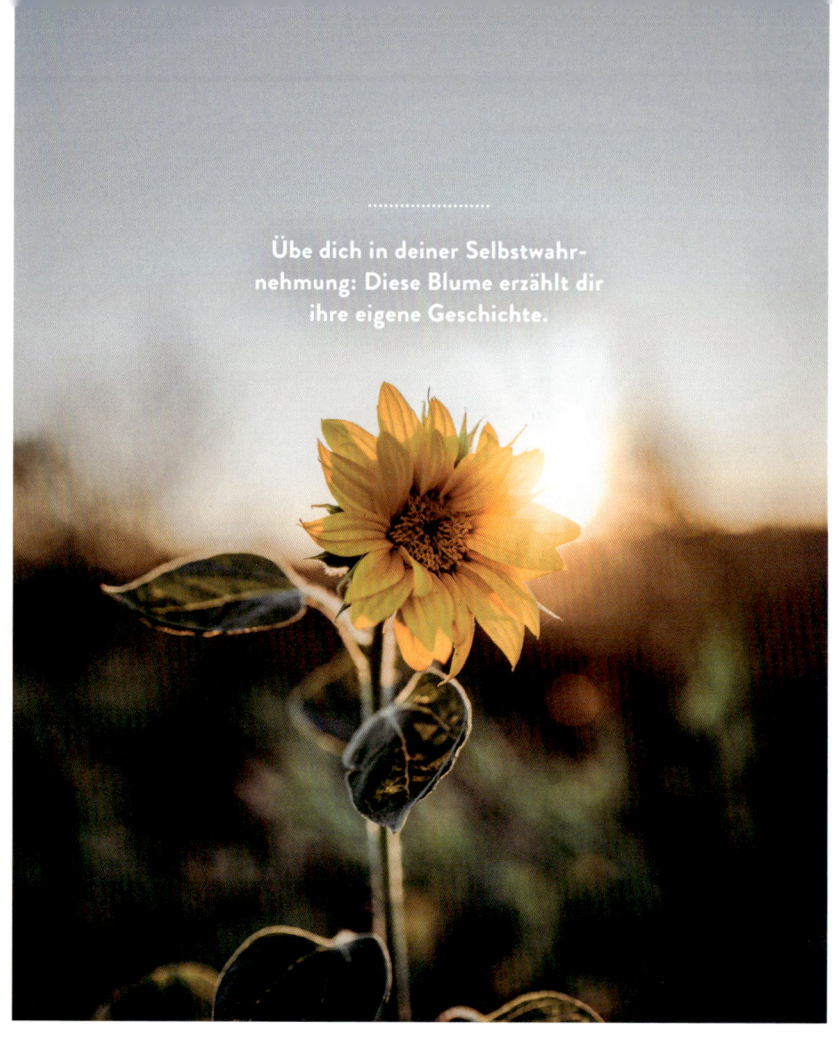

Übe dich in deiner Selbstwahrnehmung: Diese Blume erzählt dir ihre eigene Geschichte.

»Achtsamkeit bedeutet, wach zu bleiben. Es bedeutet zu wissen, was du gerade machst.«

Jon Kabat-Zinn, Professor für Achtsamkeitsmeditation

SCHMERZEN, DEPRESSIONEN UND ÄNGSTEN BEGEGNEN

Achtsamkeitsmeditation wird schon seit einiger Zeit gegen chronische Schmerzzustände, Depressionen und Ängste angewandt. Ein Forscherteam untersuchte in einer Studie die neuronalen Prozesse im Gehirn, die Schmerzwahrnehmung durch Achtsamkeit mindern. Gezeigt werden konnte, dass die Probanden die Schmerzen im Zustand der Achtsamkeit zwar wahrnahmen, allerdings lang nicht so stark wie sonst. Die verantwortlichen Hirnareale, die für die Verarbeitung der Schmerzreize verantwortlich sind, wurden durch Achtsamkeit weniger stark aktiviert.

Achtsamkeitsübungen helfen besonders, wenn du ...

- häufig unter privatem oder beruflichem Stress leidest.
- oftmals (grundlos) schlechte Laune hast und gereizt bist.
- unter wiederkehrenden Schmerzen (Kopf-, Rücken-, Schulterschmerzen etc.) leidest.
- dir ständig Sorgen um deine Zukunft machst, mit deiner aktuellen Lebenssituation unzufrieden bist, alle möglichen Szenarien immer und immer wieder im Kopf durchdenkst.
- unter Ängsten leidest.
- schlecht schläfst und dich allgemein schwer damit tust, zur Ruhe zu kommen.

MIT ACHTSAMKEIT DEN ALLTAG BEREICHERN

Wie nun kann man achtsamer durch den Alltag gehen? Wichtig dabei ist: Lebe im gegenwärtigen Moment und nimm auch die kleinen Dinge um dich herum ganz bewusst wahr. Beobachte dich, deine Mitmenschen und deine Umgebung stets achtsam und aufmerksam.

Beobachte die Natur

Frage dich bei einem Blick aus dem Fenster ins Grüne oder auf einem Spaziergang:

- „Wie verändert sich die Natur im Wandel der Jahreszeiten?"
- „Wann werden die Blätter gelb und wann fallen sie von den Bäumen?"
- „Wann kann ich im Frühjahr die ersten Vögel zwitschern hören?"
- „Wann bemerke ich, wie sich die Luft verändert, wenn es Winter wird?"

Die kleine Naturbeobachtung schult deine Sinne und lenkt ganz bewusst die Aufmerksamkeit auf den aktuellen Moment.
Je öfter du auf diese Art durch Wald und Wiese gehst, desto wirkungsvoller spürst du, was es mit dir macht. Du fühlst dich gereinigt, leichter, gelassener und in innerer Harmonie. Das sind die Geschenke der Natur an dich!

Kurz und knapp nochmals zusammengefasst: Achtsam leben bedeutet, im gegenwärtigen Moment zu leben, nicht in der Zukunft und nicht in der Vergangenheit. Viel zu oft hängen wir in vergangenen Erinnerungen, die uns schmerzen und traurig stimmen. Viel zu oft grübeln wir, ob wir nicht besser dies oder jenes hätten tun sollen. Viel zu oft denken wir darüber nach, ob wir eine Chance haben verstreichen lassen, ob wir einen Moment nicht richtig genutzt haben. Doch all diese Gedanken hindern uns, im Hier und Jetzt zu sein und in unserer Gegenwart zu leben. All diese Gedanken und Empfindungen kosten uns Kraft und Energie, und das, obwohl wir die Situationen und Momente gar nicht beeinflussen können. Sage dich von vergangenen Momenten los, lass sie hinter dir, schließe Frieden mit Situationen und Menschen, die dich verletzt oder traurig zurückgelassen haben.

Gleiches gilt für dein Zukunftsdenken. Wir rasen von Moment zu Moment. Wir erleben Glücksmomente, sind gedanklich aber entweder schon beim nächsten Glücksmoment, der den letzten toppen muss, oder aber fürchten uns im Glücksmoment schon vor dem tiefen Fall. Wir haben Angst, Gelegenheiten zu verpassen, den richtigen Moment zu versäumen und Schönes in unserem Leben nicht leben zu können. Doch gerade dieser Zustand kann unser eigenes inneres Wohlbefinden zerstören. Wir vergleichen uns zu oft mit anderen und dem, was sie schon alles erreicht haben. All das kann dazu führen, dass du unzufrieden mit deinem Leben wirst, dich unter Druck setzt, dich selbst stresst und die schönen Ereignisse aus dem Blick verlierst.

> »Die wahre Lebensweisheit besteht darin, im Alltäglichen das Wunderbare zu sehen.«
>
> Ralph Waldo Emerson, Philosoph und Schriftsteller

Die Sache mit dem Stoppschild

Wenn du das Gefühl hast, dass genau diese Gedanken dich gerade einholen, dann stelle dir imaginär ein großes Stoppschild vor. Stelle dir vor deinem geistigen Auge vor, wie du zu deinen blockierenden Gedanken sagst: „Ihr dürft da sein und ich registriere euch. Aber ich lasse euch direkt weiterziehen." So nehmen sie keinen Einfluss auf dein Wohlbefinden. Du hast die Gedanken registriert, ihnen aber keine weitere Beachtung geschenkt.

KOSTBARE MOMENTE DES AUGENBLICKS GENIESSEN

Achtsamkeit im Alltag heißt, dass du im Hier und Jetzt lebst und dass du den gegenwärtigen Moment mit all seinen Facetten ganz bewusst erlebst. Wir können uns unsere Zukunft ausmalen, können Visionen und Phantasien haben, doch was genau die Zukunft bringt, das können wir am Ende nur bedingt beeinflussen. Zu viele äußere und innere Umstände begleiten uns. Wenn du immer schon im nächsten Moment bist, verlierst du die Gegenwart aus den Augen. Du kannst den einzigartigen und kostbaren Moment des Augenblicks nicht in seiner ganzen Intensität erleben. Versuche deswegen, Menschen und Situationen in deinem Leben wertfrei zu begegnen. Jeder Mensch geht sein Leben in seinen »eigenen Schuhen«, er schreibt die Melodie seines Lebens. Du kennst diese Melodien nicht und weißt nicht, was dein Gegenüber wirklich in sich fühlt. Wenn du nicht verurteilst oder bewertest, reduziert sich dein inneres Stresslevel und du wirst dich entspannter fühlen. Vergleiche dich auch nicht mit anderen Menschen. Jeder ist einzigartig, und das ist gut so. Wenn du schon am Morgen versuchst, deine Gedanken und Gefühle durch positive Informationen zu beeinflussen, beispielsweise wenn du dich beim Aufstehen schon auf den Tag freust und ihn mit einer positiven Energie begrüßt, kann er auch gut werden.

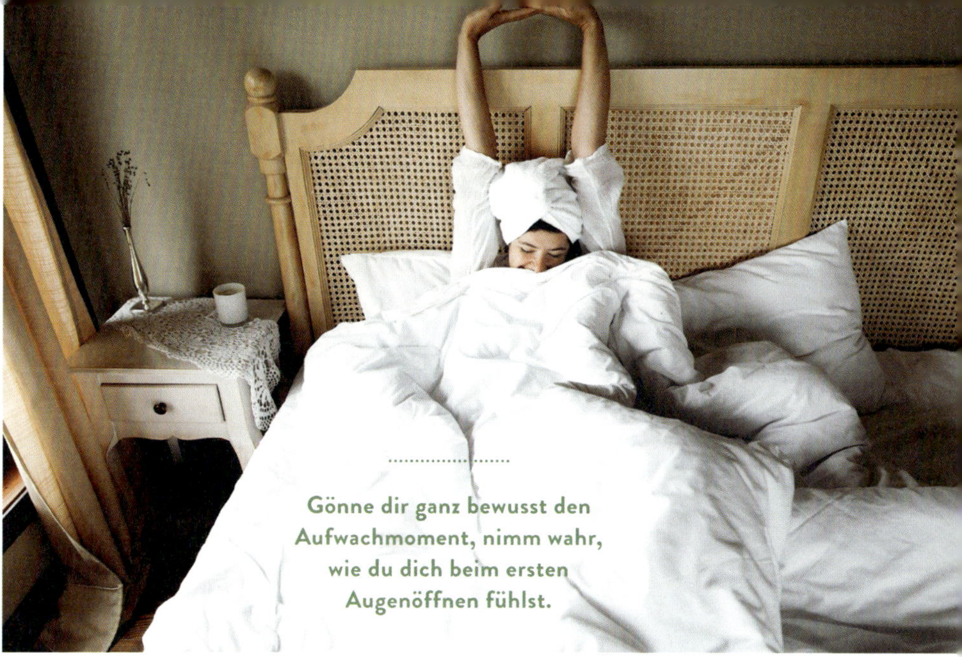

Gönne dir ganz bewusst den Aufwachmoment, nimm wahr, wie du dich beim ersten Augenöffnen fühlst.

Freude am Morgen

Beispiele:
- Ich wache jeden Morgen gesund und lebendig auf.
- Ich freue mich auf das, was mich heute erwartet.
- Ich freue mich auf die großartigen Menschen, denen ich heute begegnen werde.

Auf was freust du dich heute Morgen:

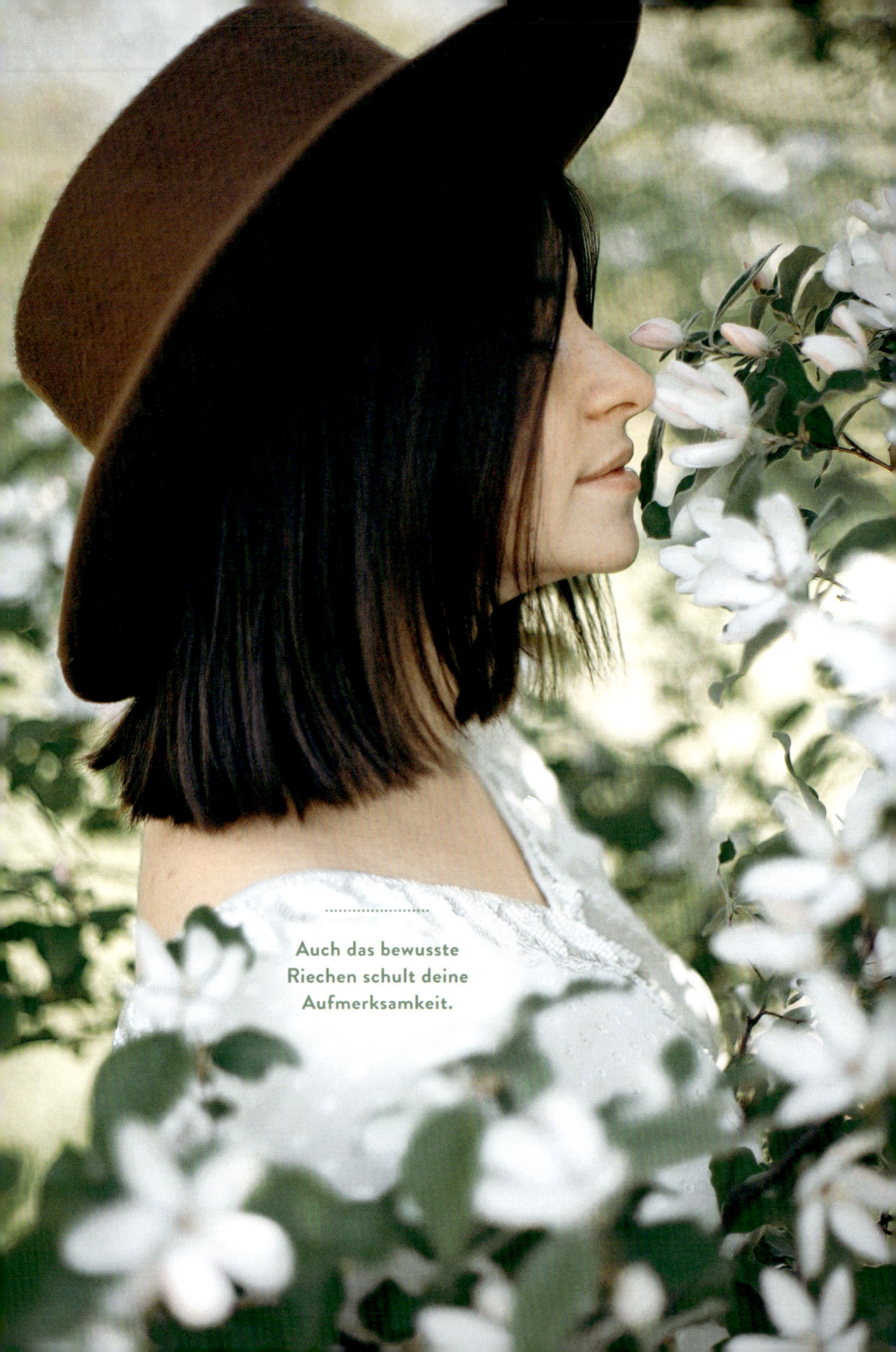

Auch das bewusste Riechen schult deine Aufmerksamkeit.

MÖGLICHKEITEN, IMMER ACHTSAMER ZU WERDEN

Dein Fokus
Fokussiere dich auf eine einzige Sache. Zum Beispiel auf das Mittagessen, auf den Kaffee, auf das Gespräch mit deiner besten Freundin oder deinem Partner. Versuche, gleichzeitige Nebentätigkeiten wie das Lesen von E-Mails oder Beantworten von Handynachrichten zu vermeiden, und sei ganz in diesem einen Augenblick.

Dein Atem
Nimm deinen Atem ganz bewusst wahr, versuche, tief ein- und auszuatmen. Dabei wirst du bemerken, wie sich dein Körper und dein Geist langsam entspannen und du innerlich zur Ruhe kommst.

Dein Gang
Versuche, beim Gehen deinen eigenen Gang einmal intensiv wahrzunehmen. Was spürst du unter deinen Füßen? Wie fühlt sich zum Beispiel das Gras an, auf dem du gerade läufst, was nimmst du in deinen Muskeln und Gelenken wahr? Alles andere, was um dich herum gerade geschieht, ist nicht von Bedeutung. Einzig und allein dein Gang verdient jetzt deine gesamte Aufmerksamkeit.

Deine Sinne
Hast du schon einmal all deine Sinne genutzt? Wie riecht die Luft, wenn Regen auf die Straße prasselt? Was schmeckst du, wenn du den ersten Happen deines Abendessens auf der Zunge hast? Welche Geräusche nimmst du wahr, wenn du über die Straße gehst? Lege deinen Fokus im Alltag immer wieder auf deine Sinneswahrnehmungen – schaue, höre, rieche, schmecke und fühle bewusst und achtsam.

Deine Zeit
Verbringe ab und an Zeit nur mit dir selbst, ganz alleine und ohne Ablenkungen, die von außen auf dich einwirken. Gönne dir Zeit in Ruhe, nur für dich. Lass Gedanken kommen und gehen, höre deine Lieblingsmusik, koche dir dein Lieblingsessen, lies ein gutes Buch ... tue einfach, was dir guttut. Schalte häufiger dein Handy auf Flugmodus, gehe nicht zu jeder Party oder jedem

Treffen und gönne dir ab und zu einen Digital-Detox-Tag, an dem du die Außenwelt einfach mal ausblendest.

Dein Wohlbefinden
Je mehr du dich selbst kennenlernst, desto einfacher kannst du für dich selbst entscheiden, was dir guttut und was nicht. Schule deine eigene Intuition, indem du versuchst, auf deine eigene innere Stimme zu hören, und beobachtest, welche Gefühle und Stimmungen einzelne Situationen oder Personen in dir auslösen. Entscheide dann ganz bewusst, was für dich das Richtige ist. Lenke deine Aufmerksam auf Dinge oder Personen, die dein Leben bereichern.

Deine Ordnung
Schaffe Ordnung in deinem Alltag und deiner Umgebung – ganz nach dem Sprichwort »wie im Innen, so auch im Außen«. Achte auf eine aufgeräumte Umgebung, in der erst gar kein Chaos entsteht und in der sich keine To-dos anhäufen. Herumliegende Kleidung und Gegenstände können zu einer inneren Unruhe führen. Erledige den Haushalt am besten direkt, dann häuft sich gar nicht so viel an und du hast mehr Zeit für die wesentlichen Dinge in deinem Leben.

Deine Dankbarkeit
Versuche dich in Dankbarkeit zu üben. Nimm dir abends ein wenig Zeit und rekapituliere deinen Tag. Gab es Momente oder Menschen, die ein Gefühl der Dankbarkeit in dir ausgelöst haben? Es ist alles erlaubt, egal wie klein die Dinge auch erscheinen mögen. Du kannst dankbar sein für den wunderbaren Kaffee, den du am Morgen getrunken hast, für die lieben Worte einer Kollegin oder für die wärmenden Sonnenstrahlen am Nachmittag. Lege deinen abendlichen Fokus auf die Dinge, die deinen Tag bereichert haben.

Deine Routinen
Du kannst dich in Achtsamkeit üben, wenn du ein Morgenritual oder eine Abendroutine entwickelst. Du kannst zum Beispiel nach dem Aufstehen eine kleine Morgenmeditation machen, einen kurzen Spaziergang an der frischen Luft oder ausgiebig frühstücken. Und abends zündest du dir eine Kerze an und trinkst eine Tasse Tee. Alles, was dir guttut und was du magst, kannst du in deine Routine einbauen.

Seelische Dimension innerer Achtsamkeit

ACHTSAMKEIT KONKRET LEBEN

Wenn du das liest, dann denkst du vielleicht, »Ja klar, schön und gut, aber wie soll ich das alles denn machen? Ein kurzer Fingerschnipp, und die Schalter stehen auf Achtsamkeit?« Selbstverständlich wird auch die Umstellung auf ein achtsames Leben nicht von heute auf morgen passieren, sondern ein bisschen Zeit in Anspruch nehmen. Deine Routinen und Rituale müssen sich etablieren, dein Fokus muss sich neu ausrichten. Beginne zunächst damit, herauszufinden, in welchen Bereichen deines Alltags du Achtsamkeit am einfachsten einbauen kannst. Beginne beispielsweise mit dem Morgenritual, lege dann den Fokus auf Gespräche mit anderen Menschen, gönne dir dann einmal im Monat ein ruhiges Wochenende und integriere Achtsamkeit so immer mehr in deinen Alltag.

Schaue immer wieder, was du für dein Wohlbefinden benötigst. Manchmal ist es viel weniger, als du denkst!

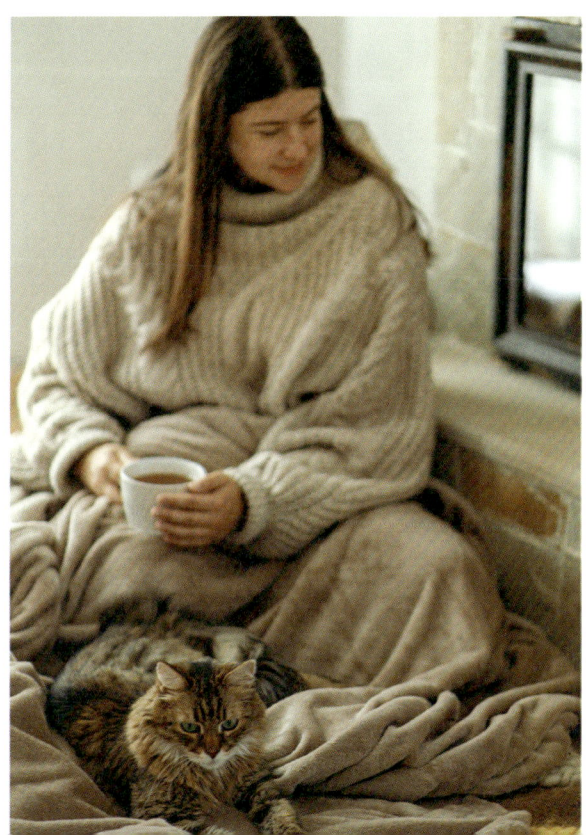

ACHTSAMKEIT
IN ZWISCHENMENSCHLICHEN BEZIEHUNGEN

Achtsam sein oder achtsam leben bedeutet mehr als nur Stressreduktion oder Meditation. Achtsamkeit ist vielmehr eine innere Haltung, eine Lebensphilosophie, die sich auf alle Bereiche deines Lebens auswirkt. Dazu gehört auch der Umgang und das Miteinander mit anderen. Begegne den Menschen um dich herum mit Offenheit. Versuche, deinem Gegenüber ohne Vorurteile oder einer starren Meinung zu begegnen. Versuche, Mitgefühl zu entwickeln. Sicher wirst du in vielen Bereichen deines Lebens auf Menschen treffen, die dir nicht sympathisch sind oder die du auf Anhieb nicht magst. Das ist völlig in Ordnung. Du musst nicht zu einem »Gutmenschen« mutieren, der jeden liebt und an niemandem etwas auszusetzen hat. Es geht vielmehr darum, die in dir verankerten Automatismen, deine Vorlieben und Abneigungen, deine Annahmen und Vorurteile, deine Gewohnheiten und Muster, die dein Verhalten prägen, abzulegen, und offen und neugierig auf Menschen zuzugehen. Schenke deinem Gegenüber deine volle Aufmerksamkeit, interessiere dich zunächst einmal für alles, höre zu und sei präsent.

> »Öffne deine Augen und schau sorgfältig. Tausend Bergketten trennen den, der nachdenkt, von dem, der wirklich gegenwärtig ist.«
>
> Tran Thai Tong, erster Kaiser der Trân-Dynastie

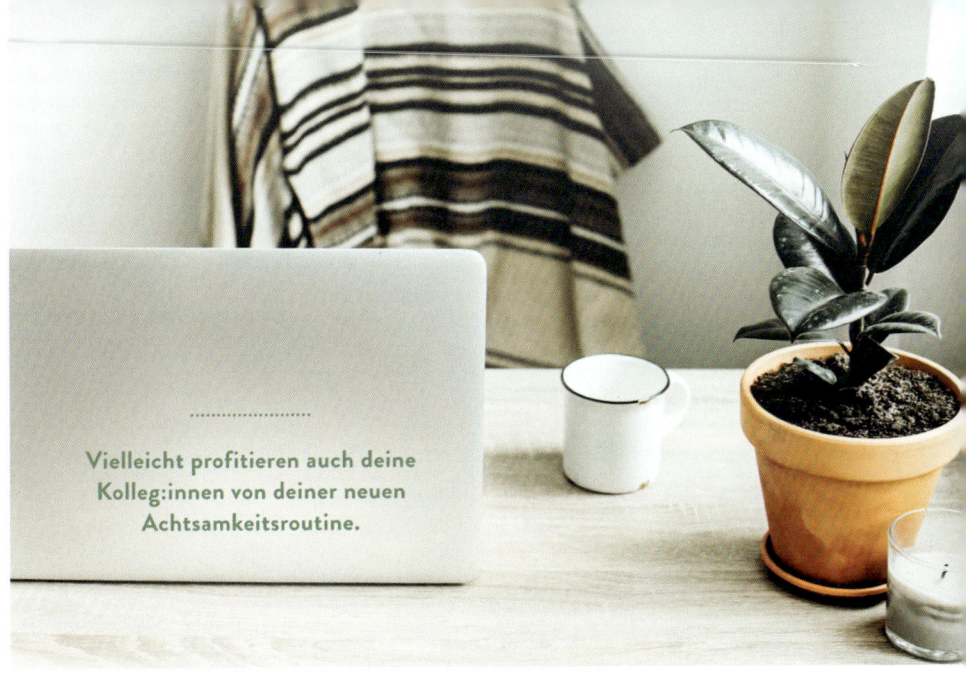

Vielleicht profitieren auch deine Kolleg:innen von deiner neuen Achtsamkeitsroutine.

ACHTSAMKEIT IM BERUF

Unser schnelllebiger Alltag nach dem Motto »höher, schneller und weiter« hat uns im Laufe der Zeit zu Hochleistungssportlern im Job entwickelt. Projekte müssen bis zu einem bestimmten Zeitpunkt erledigt sein, während des Geschäftsmeetings müssen noch Dutzende Mails parallel abgearbeitet werden, und der Tag müsste gefühlt noch einige Stunden mehr haben, um tatsächlich alles unter einen Hut zu bekommen. All dies kann dazu führen, dass du dich früher oder später überlastet und überfordert fühlst und in einen Erschöpfungszustand gerätst.

Forschende konnten zeigen, dass Mitarbeitende im Berufsalltag von Achtsamkeit profitieren. Durch Achtsamkeit arbeiteten sie fokussierter, effizienter und waren zufriedener. Regelmäßig angewendet, bringt dir Achtsamkeit ein allgemein höheres Wohlbefinden und besseren Schlaf. Du wirst auch bemerken, dass sich dein Stresslevel senkt und sich auch psychische Symptome wie Ängste und Niedergeschlagenheit verbessern können. Laut einer Studie verringert sich das Risiko für die Entwicklung einer Depression oder Angsterkrankung deutlich. Deine Fähigkeit, Probleme zu lösen, wird größer, und du wirst lernen, besser mit Stress umzugehen.

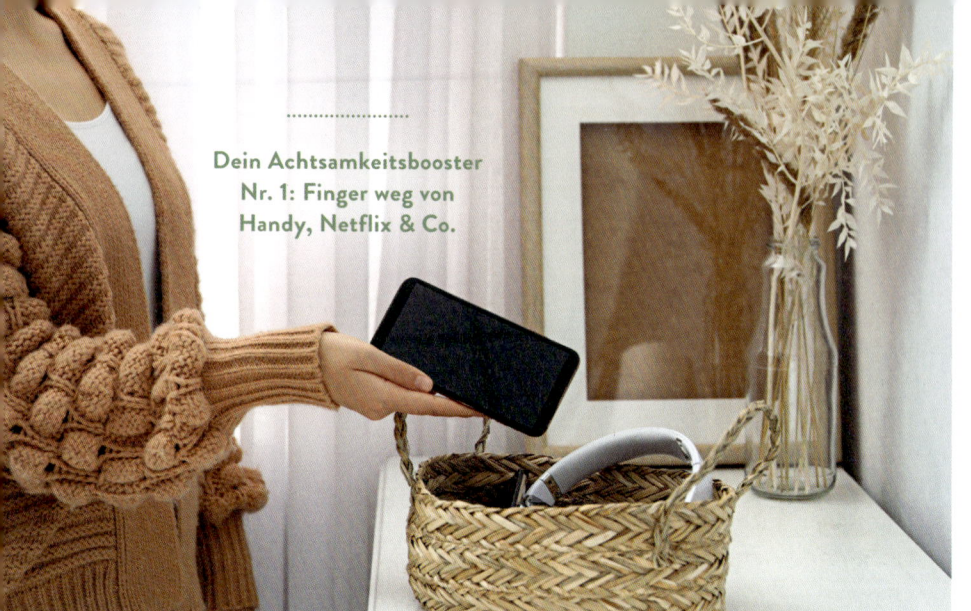

Dein Achtsamkeitsbooster Nr. 1: Finger weg von Handy, Netflix & Co.

DIGITAL DETOX ALS ACHTSAMKEITS-BOOSTER

Der Begriff »Digital Detox« ist dir sicher auch schon des Öfteren über den Weg gelaufen. Wir müssen nicht ständig erreichbar sein, müssen nicht auf mehreren sozialen Plattformen parallel unterwegs sein. Vielleicht bemerkst du bei dir selbst, dass du das Gefühl hast, etwas zu verpassen, wenn du nicht dauerhaft online bist. Diese Reizüberflutung ist allerdings extrem belastend und die ständigen Informationen können Stress und Überforderung bei dir auslösen. Gedanklich bist du dabei immer woanders, nie im Hier und Jetzt. Gönne dir also auch mal eine digitale Auszeit und werde dir bewusst, dass du nicht immer und überall gleichzeitig sein musst.

Auch E-Mails müssen nicht immer sofort beantwortet werden. Versuche, einen angenehmen Rhythmus für dich selbst zu finden, und plane dir feste Zeiten ein, in denen du deine E-Mails checkst und beantwortest. Wenn dein Job es zulässt, dann nimm dir bewusst Zeiten, in denen du am PC sitzt, und bewusst Zeiten, in denen du nicht auf den Bildschirm starrst. Fokussiere dich auf eine Sache und mache diese erst zu Ende, bevor du dich der nächsten Aufgabe widmest. Und nutze das Wochenende oder freie Tage, um den geschäftlichen Alltag hinter dir zu lassen. Oder lege abends doch auch mal das Handy weg und hänge nicht noch stundenlang auf Facebook, Instagram und Co rum. Merkst du, wie dir diese Auszeiten guttun?

ACHTSAM SCHLAFEN

Schaffe in deinem Schlafzimmer eine angenehme Atmosphäre und nimm Smartphone und Laptop nicht mit ins Bett. Die ständigen »Wisch«-Bewegungen und vor allem das künstliche Blaulicht von Handy und anderen mobilen Geräten bringen unser Gehirn in Aufruhr und halten uns wach – da lässt der geruhsame Schlaf lange auf sich warten. Du wirst schnell bemerken, wie dein Schlaf erholsamer wird und du am nächsten Tag ausgeschlafener und entspannter sein wirst, wenn du dich ohne diese Begleiter zur Ruhe begibst. Schaffe zudem auch tagsüber deine eigene Work-Life-Balance und baue regelmäßige Ruhe- und Erholungszeiten ein. Dies ist wichtig, um dich von deinem hektischen Berufsalltag zu erholen und zu regenerieren.

MINIMALISMUS ALS ACHTSAMKEITS-METHODE

Die meisten von uns sind »Kinder des Materialismus«. Glücklicherweise gibt es bereits Gegenbewegungen wie den Minimalismus, deren Leitgedanke nicht mehr, sondern weniger ist und die den Verzicht als Lebensmotto entdecken. Hier wird der Fokus achtsam auf das Wesentliche gelegt. Fülle und Übermaß überfordern, sorgen für eine Reizüberflutung, innere Unruhe und Stress.

Achte also mal auf dein Kauf- und Konsumverhalten. Was hast du in euphorischer Stimmung gekauft und dann doch nie benutzt? Welchen Gegenstand hast du in mehrfacher Ausführung und hast doch immer nur denselben in Gebrauch? Welches Shirt hat dir im Laden zwar gefallen, hängt seither aber nur im Schrank? Was hast du gekauft, weil du es wirklich brauchst, und was eigentlich nur, weil es dir gerade gefallen hat? Ich möchte dir damit natürlich nicht vorschreiben, dass du dir nicht auch hin und wieder Dinge gönnen oder schenken kannst, die keinen wirklichen Nutzen haben. Es ist auch wichtig, sich mit Dingen zu umgeben, die guttun und an denen man sich erfreuen kann. Wichtig sind aber ein bewusstes Einkaufen und bewusster Konsum. Die Schweden haben hierfür sogar ein eigenes Wort: »Lagom« – nicht zu viel und nicht zu wenig. Mach es dir einfach zur Gewohnheit, dich vor dem Gang an die Kasse ganz bewusst zu fragen: »Brauche ich das wirklich ... wirklich ... wirklich? Und was befriedigt es in diesem Moment in mir, wenn ich dieses Produkt jetzt kaufe? Und brauche beziehungsweise will ich es auch in einigen Wochen noch haben?«

Deine Achtsamkeitskarte

Hier findest du ein paar Achtsamkeitstipps für deinen Alltag. Schreibe sie dir auf eine schöne Postkarte und platziere diese so, dass du sie immer wieder im Blick hast: beispielsweise am Kühlschrank, auf deinem Schreibtisch, neben der Wohnungstür. Oder lege die Karte in deine Tasche oder deinen Rucksack, sodass du sie auch dabeihast, wenn du unterwegs bist.

- Behandle deine Gegenstände sorgfältig.
- Schaffe Ordnung in deinen eigenen vier Wänden.
- Sei achtsam im Umgang mit anderen Menschen.
- Achte auf Stimmungen und Gefühle bei deinem Gegenüber.
- Nimm wahr, was du spürst, aber bewerte nicht.

Bevor wir uns also in den nächsten Kaufrausch stürzen, können wir uns zukünftig eine Achtsamkeitswarteschleife auferlegen: Wir schlafen nochmal drüber, machen eine Kaffeepause oder treten einen Schritt zurück und betrachten die Kauflust mit etwas Abstand.

»Vergiss nicht – man benötigt nur wenig, um ein glückliches Leben zu führen.«

Marc Aurel, Philosoph

ACHTSAMKEIT FÜR DIE UMWELT

Durch Achtsamkeit kannst du dich von innerem Ballast und von negativen Gefühlen und Gedanken befreien. Du kannst dich auch von überflüssigen Dingen in deinem Leben trennen und den Fokus auf die Dinge lenken, die dich glücklich machen. Achtsam leben heißt auch, sich die Ressourcen der Umwelt und der Erde bewusst zu machen. Viele Menschen leben so, als gäbe es noch mehrere Planeten und als wären unsere Ressourcen unendlich. Werde dir bewusst, dass wir die Natur brauchen und mit ihr eine Synergie eingehen. Das Gleiche gilt auch im Umgang mit Tieren und kleinsten Lebewesen. Schlage nicht einfach nach einer Wespe, nur weil du Angst hast, dass sie dich stechen könnte. Habe Mitgefühl mit allen Lebewesen und deiner Umwelt und schätze sie. Auch sie haben das Recht darauf, dass man ihnen mit Achtsamkeit begegnet.

Im Einklang mit der Umwelt

- Achtsamer und bewusster Umgang mit den Ressourcen unserer Erde.
- Sei achtsam mit allen Lebewesen, die dich umgeben.
- Entwickle einen nachhaltigen Lebensstil.
- Back to the roots: Du kannst beispielsweise selbst kochen, selbst backen oder Obst und Gemüse anpflanzen. Das kannst du auch auf deinem Balkon oder in öffentlichen Stadtgärten.
- Versuche, dich auch ab und an in Verzicht zu üben. Du musst nicht immer das neueste Handy besitzen oder jedem Modetrend folgen. Gebrauchte Möbel, Secondhandkleidung oder das Teilen von Ressourcen sind nachhaltig und ressourcenschonend.

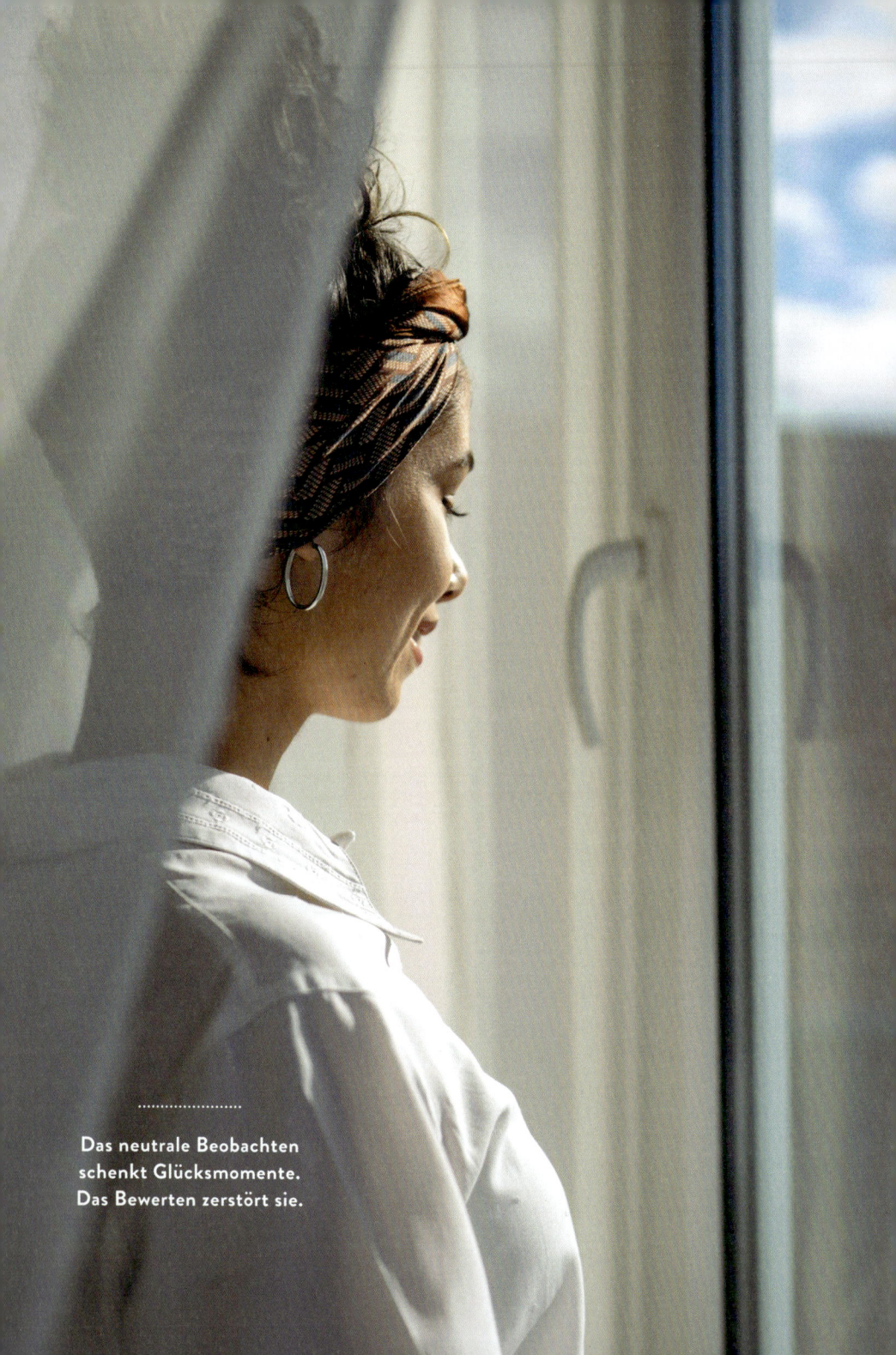

Das neutrale Beobachten schenkt Glücksmomente. Das Bewerten zerstört sie.

ACHTSAMKEIT FÜR DEN TAG

Es kann nicht oft genug erwähnt werden: Achtsam sein heißt, sich im Hier und Jetzt zu bewegen. Du nimmst alle Gefühle, die in die aufkommen, wahr und erkennst sie an, ohne dass du sie wertest oder erzwingst. Du nimmst die Rolle eines neutralen Beobachters ein, ohne zu analysieren, zu urteilen oder zu bewerten. Du verspürst eine gesteigerte Aufmerksamkeit. Betrachte die Achtsamkeit als Wurzel deiner eigenen Spiritualität. Wenn du achtsam bist, kannst du deine Gefühle, deinen Körper und deine eigenen Gedanken ganz bewusst wahrnehmen und erleben, wie sie kommen und gehen. Dieser nicht wertende Zustand deines Geistes erlaubt dir, ganz in diesem einen Augenblick zu sein. Durch deine neutrale Beobachtungsposition wird es dir möglich sein, jeden einzelnen Moment deines Lebens zu würdigen und schätzen zu lernen. Die eingefahrenen Denkmuster und Sichtweisen verschwinden langsam, und du kannst Klarheit in deinem Leben erkennen.

Betrachte Achtsamkeit als eine positive Eigenschaft. Betrachte sie als Tugend, ja sogar als Gabe und Talent in dir selbst und versuche, sie in deinem Alltag zu kultivieren und wachsen zu lassen. Wenn du dich regelmäßig in Achtsamkeit übst, wirst du sehen, wie sie in dir immer stärker wird.

Versuche, jeden Tag ein Stück mehr Achtsamkeit in deinen Alltag zu integrieren, indem du dein Bewusstsein und deine Aufmerksamkeit schulst.

ACHTSAMKEIT AM MORGEN

Wenn du deine Augen öffnest, hast du vermutlich wie alle Menschen denselben Orientierungsgedanken: »Was ist heute für ein Tag?« und »Was steht heute an?« Bevor du jetzt aus dem Bett springst und dein Tagwerk angehst, nimm dich ganz bewusst wahr!

Beginne deinen achtsamen Tag bereits am Morgen. Auch wenn viele von uns ihr Handy als Wecker nutzen, empfehle ich dir, das Handy oder auch einen Funkwecker aus dem Schlafzimmer zu verbannen und dich besser von einer Tageslichtlampe mit Weckfunktion wecken zu lassen. Alternativ schalte dein Handy wenigstens in den Flugmodus, sodass es deinen Schlaf nicht stört. Statt dass du direkt nach dem Aufwachen auf dein Handy blickst, alle

Push-Benachrichtigungen liest und die ersten Nachrichten und E-Mails beantwortest, kannst du deinen Tag mit kleinen neuen Ritualen und Routinen starten: Stelle dich einen Augenblick an das geöffnete Fenster, atme einige Male tief ein und aus und genieße die morgendliche Stille. Bereite dir in Ruhe deinen morgendlichen Kaffee, Tee oder das Frühstück zu und lies dabei vielleicht ein Buch oder höre leise entspannende Musik. Danach kannst du deiner Badroutine nachgehen, und erst dann beschäftigst du dich mit deiner Außenwelt und schaust zum ersten Mal auf dein Handy.

Bewusstes Aufwachen

Frage dich nach dem Aufwachen:
- „Wie habe ich geschlafen?"
- „Habe ich etwas geträumt?"
- „Wie fühle ich mich nach dieser Nacht?"

Schenke dir dann selbst eine Affirmation:
- „Ich starte jetzt ganz achtsam in diesen Tag."
- „Achtsamkeit wird mich den ganzen Tag begleiten."

Stehe dann ganz bewusst auf. Schlage voller Achtsamkeit deine Bettdecke zurück. Achte darauf, mit welchem Bein du zuerst den Boden berührst. Sei dir ganz bewusst, was du dann als Nächstes tust. Gehst du ins Badezimmer? Wie gehst du dorthin? Was machst du als Nächstes?

Versuche mal, dir deine Morgenroutine selbst zu beschreiben, während du sie ausführst. Das schult deine Achtsamkeit ganz enorm!

Deine Guten-Morgen-Räucherung

- 2 TL Minze
- 1 TL Dammar
- je 2 TL Kalmus- und Galgantwurzel
- 1 TL Kardamom

Alle Kräuter auf dem Stövchen räuchern, während du deine Affirmation wie eine Art Mantra wiederholst und dir einige Augenblicke der Besinnung schenkst, bevor du in den Tag startest.

ACHTSAMKEIT ALS TAGESMOTTO

Du hast nun bereits einen achtsamen Start in den Tag hinter dir. Wähle dir aus den untenstehenden Achtsamkeitsaffirmationen eine aus. Diese kannst du auf einer schöne Postkarte notieren und für den Tag so platzieren, dass dein Blick immer wieder darauf fällt. Diese Erinnerung hilft deinem Geist, sich zu fokussieren. Du wirst sehen: Jedes Mal, wenn du deine Affirmation liest, geht ein kleiner »Aufmerksamkeits-Schub« durch dich hindurch und wird sich unmittelbar auf dein Tun und Handeln, mit dem du in diesem Moment beschäftigt bist, übertragen.

Du kannst dir über den Tag hinweg auch immer wieder Situationen vornehmen, denen du ganz besondere Aufmerksamkeit widmen möchtest: Besondere Achtsamkeit bei der Zubereitung deines Essens, besondere Achtsamkeit in dem Augenblick, wenn du beim Heimkommen – das kann abends nach der Arbeit oder nach einer Verabredung sein – deine Wohnungstür aufschließt. Was machst du dann? Überlege mal bewusst! Du kannst jetzt deine Wohnung begrüßen, du kannst deine Räume mit einer positiven Willkommensenergie fluten, indem du dir vorstellst, wie sich Freude in jedem Winkel ausbreitet. Schicke zusätzlich noch den Gedanken von Dankbarkeit in deine Räume, indem du laut oder leise sagst: »Danke, dass ich hier wohnen und mich geschützt und geborgen fühlen darf!« Auch das ist eine wunderbare Achtsamkeitsübung, die du übrigens auf viele Situationen übertragen kannst: Beim Einsteigen in dein Auto, in öffentliche Verkehrsmittel, beim Betreten deines Büros beziehungsweise Arbeitsbereichs, eines Ladengeschäfts, beim Spaziergang durch die Natur ...

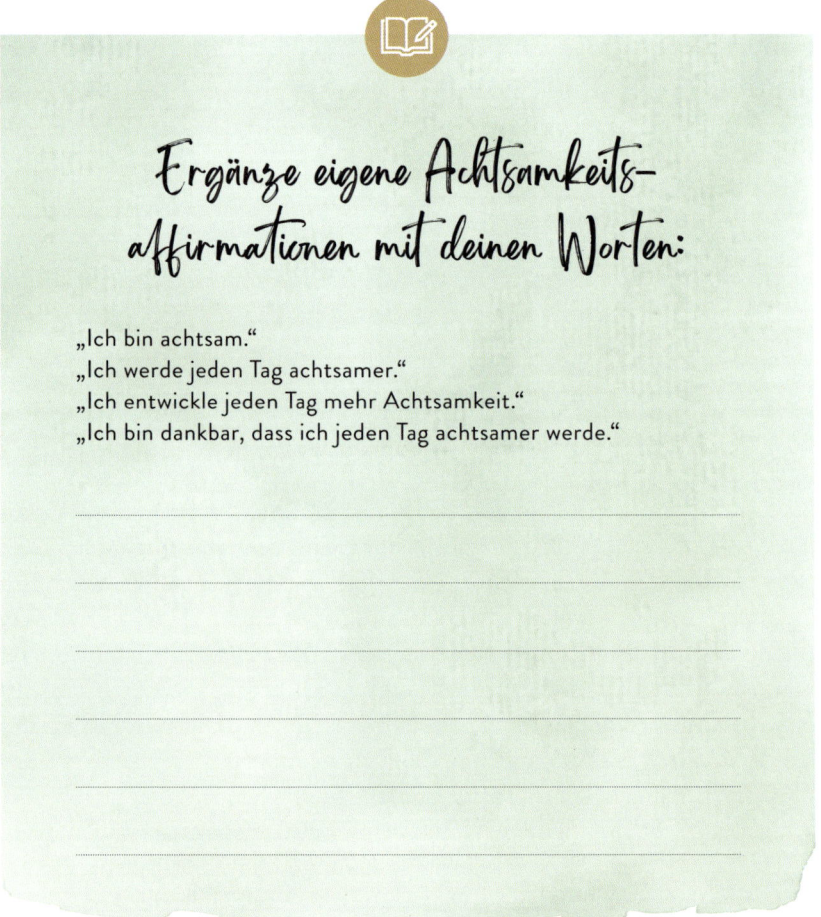

Ergänze eigene Achtsamkeitsaffirmationen mit deinen Worten:

„Ich bin achtsam."
„Ich werde jeden Tag achtsamer."
„Ich entwickle jeden Tag mehr Achtsamkeit."
„Ich bin dankbar, dass ich jeden Tag achtsamer werde."

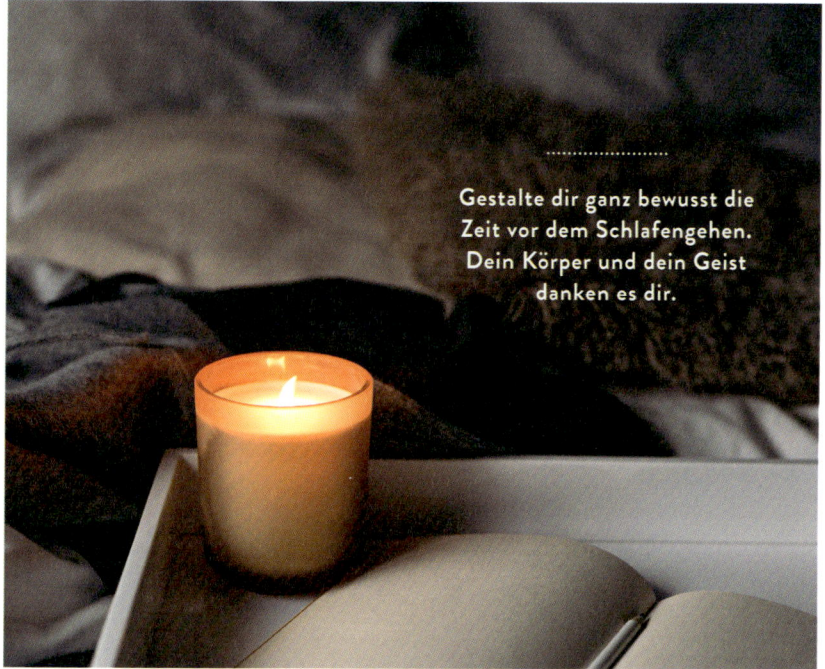

Gestalte dir ganz bewusst die Zeit vor dem Schlafengehen. Dein Körper und dein Geist danken es dir.

ACHTSAMKEIT AM ABEND

Viele Menschen schließen den Tag mit einem letzten Blick aufs Handy ab, um ja nichts zu verpassen. Und ... wusch ... schon wieder haben wir damit unserem Geist neues Futter gegeben, uns von außen steuern und aufzwingen lassen, womit wir uns in den nächsten Minuten beschäftigen, und das auch noch vor dem Zubettgehen. Kein Wunder, dass Schlaflosigkeit und Einschlafprobleme zu neuen Zivilisationskrankheiten geworden sind. Ändere diese Routine, kreiere dir dein eigenes persönliches Abendritual, das dich den Tag mit Ruhe, Entspannung abschließen lässt.

Zünde dir beispielsweise eine schöne Kerze an, jedoch keine Duftkerze mit synthetischem Duft, das schadet dir nur. Auf dein Räucherstövchen legst du eine entspannende Abendmischung auf, es kann auch nur ein einzelner Räu-

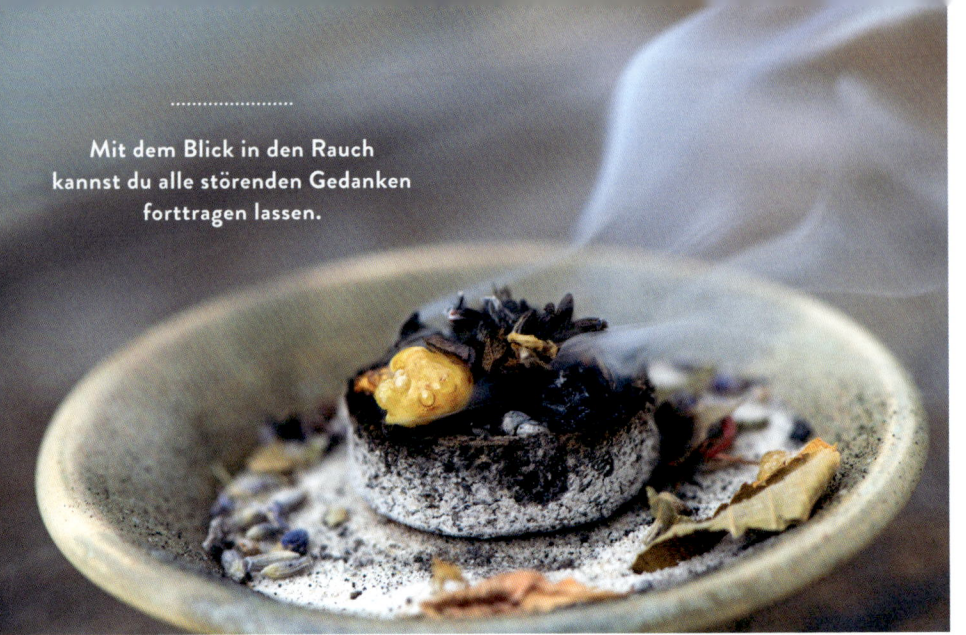

Mit dem Blick in den Rauch kannst du alle störenden Gedanken forttragen lassen.

cherstoff wie beispielsweise Lavendel sein, der den Geist zur Ruhe bringt. Um dich perfekt auf die Nacht vorzubereiten, kannst du entspannende Musik mit 432 Hz (siehe Anhang) hören. Die meisten Musikstücke haben eine Schwingungsfrequenz von 440 Hz, was sich ganz anders auf Körper und Geist auswirkt: 432-Hz-Musik hat eine beruhigende und harmonisierende Wirkung sowohl auf emotionaler als auch auf energetischer Ebene. Sie regt die positive Verarbeitung des Tagesgeschehens an, wir können schneller abschalten und in körperliche und geistige Entspannung finden. Wenn du so weit bist und du dich für ein paar Minuten gemütlich eingerichtet hast, dann lass den Tag Revue passieren. Das ist eine wunderbare Konzentrations- und Achtsamkeitsschulung. Anfangs wirst du wahrnehmen, wie deine Gedanken immer wieder abschweifen. Das wird sich jedoch schnell ändern, wenn du diese Übung regelmäßig zum Abschluss des Tages zelebrierst. Beginne den Tag von hinten aufzurollen und erzähle dir selbst, was du gerade zuletzt gemacht hast: Du hast dir einen Platz eingerichtet, Kerze und Räucherstövchen aktiviert, Musik ausgewählt, davor hast du dich »bettfertig« gemacht, warst im Badezimmer, hast dir die Zähne geputzt und den Schlafanzug angezogen. Davor vielleicht ein Buch gelesen, noch ein paar Dinge im Haushalt erledigt, zu Abend gegessen, dein Essen zubereitet, bist nach Hause gekommen. Betrachte deinen Heimweg. Dann widme dich deinem Arbeitstag, ebenfalls rückwärts, womit hast du aufgehört, was war deine letzte Aktion auf der Arbeit, was hast du davor gemacht, gehe zurück zur Mittagspause, zum Arbeitsbeginn, zum Verlassen der Wohnung, zum Frühstück, deiner Morgenaffirmation, dem Aufstehen. Den Abschluss bildet dein Abschlussritual am Abend zuvor. Je minutiöser und genauer du deine rückwärtige Betrachtung des Tages zelebrierst, desto entspannter wirst du in den Schlaf gehen. Es geht bei diesem Rückblick übrigens nicht um die Bewertung bestimmter Situationen oder Reaktionen von dir. Versuche, den Tag wertfrei vor deinem inneren Auge vorüberziehen zu lassen. Schicke immer wieder Dankbarkeit und Freude in das zurückliegende Tagesgeschehen. Auch Humor ist angebracht. Wenn du dich doch mal in einer störenden Gedankenspirale verfangen solltest, dann versuche sie aufzulösen, indem du über dich selbst oder die Situation lachst.

Deine abendliche Entspannungs-Räucherung

- 2 TL Myrrhe
- 1 TL Vetiver
- 2 TL Alantwurzel
- ½ TL Benzoe Siam
- 1 Prise Muskatnuss
- ¼ TL Zimt
- Rosenblüten nach Bedarf

Du kannst diese Mischung auf dem Stövchen oder der Räucherkohle räuchern. Der Duft ist wunderbar balsamisch sinnlich und entspannend.

ACHTSAMKEITS-GEBETE UND -SEGENSSPRÜCHE

Vielleicht denkst du jetzt: »Uiiii, beten, das ist doch Kirche, damit hab ich gar nichts am Hut.« Vielleicht fühlst du dich bestätigt, weil Gebete seit deiner Kindheit dein Leben begleiten und du ihnen jetzt hier auch begegnest. Beten hat nichts mit Kirche zu tun, auch nicht mit Religion. Gebetet haben die Menschen zu allen Zeiten, in allen Kulturen und unabhängig von Konfessionen.

Wenn es darum geht, unsere Achtsamkeit zu schulen, ist Beten eine ganz wunderbare Methode, die wir überall, wo wir uns gerade aufhalten, anwenden können: in der S-Bahn, im Supermarkt, im Büro, bei Sitzungen, in der Küche beim Kochen, beim Aufräumen. Ein Gebet zu sprechen, stärkt unsere Herzenergie. Es schützt uns vor den unzähligen Außenablenkungen, die permanent auf uns einströmen. Gebete sind wie Mantren, die zentrieren und uns wieder in unserem inneren Seelenraum ankommen lassen. Es gibt wunderbare kleine Büchlein mit schönen Gebeten und Mantren, auch online findest du vieles. Du brauchst nicht viele verschiedene Segenssprüche, Mantren oder Gebete. Im Gegenteil, suche dir ein Gebet aus, das sich für dich in vielen Situationen passend anfühlt. Schreibe es auf eine schöne Karte, die du immer bei dir hast oder die an einem Ort steht, an dem immer wieder dein Blick darauf fällt. So wirst du diesen Spruch immer mehr verinnerlichen, er wird zu deinem Lebensmotto und zu einer Art »Achtsamkeitsanker«, der dir ganz schnell Klarheit und Orientierung schenkt.

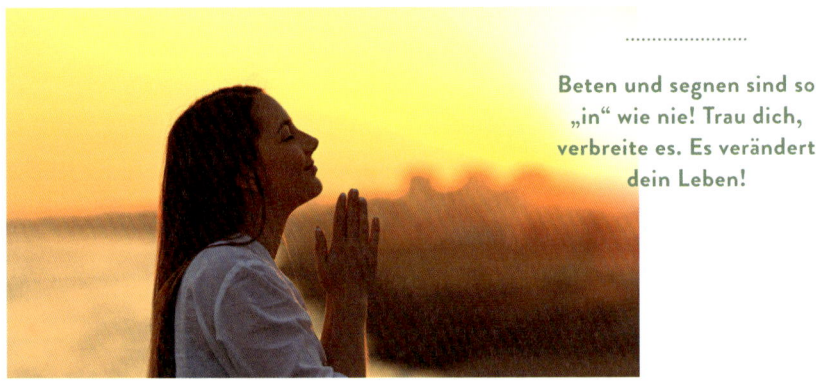

Beten und segnen sind so „in" wie nie! Trau dich, verbreite es. Es verändert dein Leben!

Mögliche Gebete für dich

Mein Schutzengel sei vor mir,
    um mir den rechten Weg zu weisen.

Mein Schutzengel sei neben mir,
    um mich in die Arme zu schließen und mich zu schützen.

Mein Schutzengel sei hinter mir,
    um mich zu bewahren vor Not und Gefahr.

Mein Schutzengel sei unter mir,
    um mich aufzufangen, wenn ich falle, damit mir kein Leid geschieht.

Mein Schutzengel sei bei mir,
    um mich zu trösten, wenn ich traurig bin.

Aus Irland
Mögest du gesegnet sein,
mit Wärme in deinem Zuhause,
Liebe in deinem Herzen,
Frieden in deiner Seele
und Freude in deinem Leben.[1]

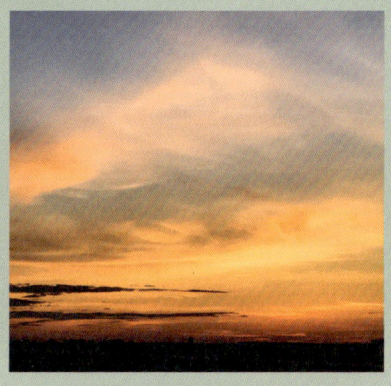

[1] https://www.jesus.de/christliche-sprueche-fuer-jeden-anlass/themen_die-15-schoensten-irischen-segenswuensche/

WAS BEWIRKT ACHTSAMKEIT IN DIR?

Du denkst jetzt vielleicht, »Hmm ... das ist ja schon einiges, was es auf dem Weg der Achtsamkeit zu beachten gibt.« Auf den ersten Blick mag das so erscheinen. Wenn du aber erst einmal begonnen hast, wird sich Achtsamkeitspuzzleteilchen zu Achtsamkeitspuzzleteilchen zusammenfügen und du wirst aus dir heraus immer kreativer. Dir werden sich vielleicht weitere Ideen, Bereiche, Themen oder Situationen geradezu aufdrängen, in denen

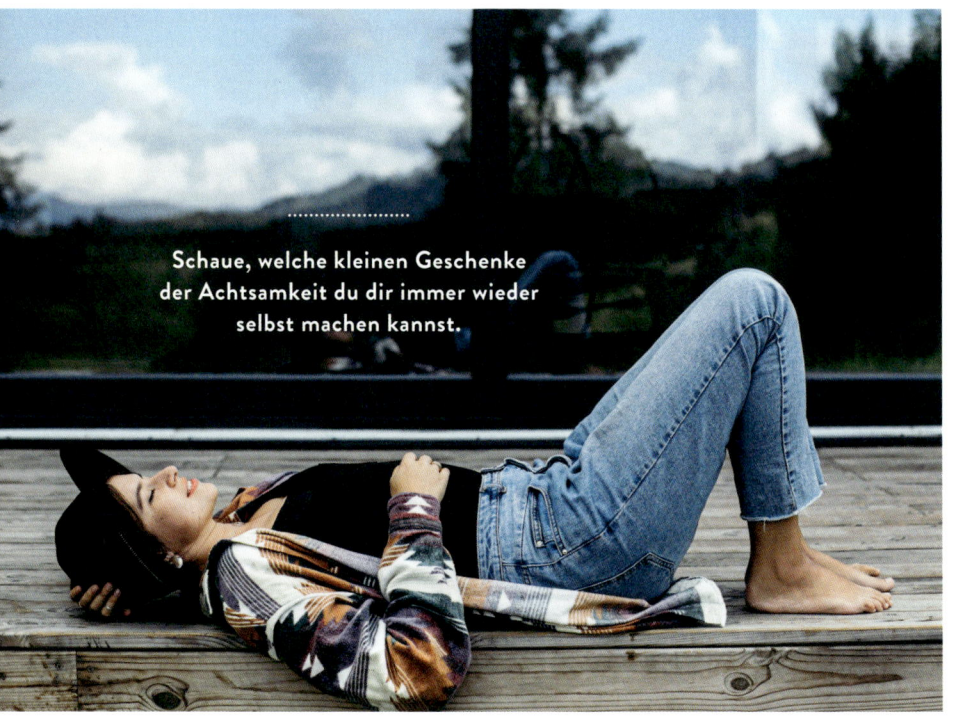

Schaue, welche kleinen Geschenke der Achtsamkeit du dir immer wieder selbst machen kannst.

du Achtsamkeit leben kannst. Du wirst sozusagen dein eigener Achtsamkeits-Trend-Scout!

Was du vielleicht noch vor einer Woche schnell und schludrig gemacht hast, wirst du jetzt mit viel mehr Sorgfalt erledigen: Ob es das Zubereiten deines Frühstücks, das Aufräumen der Küche, das Verlassen des Hauses und Schließen der Haustür, dein Arbeitsweg, der Gang in die Teeküche, ein Treffen mit Kollegen in der Mittagspause, der Heimweg oder die Abendverabredung mit Freundinnen ist – egal, wie deine aktuelle Lebenssituation derzeit aussieht, sie ist gespickt mit unzähligen Möglichkeiten, achtsam durch den Tag zu gehen, achtsam zu handeln, achtsam zu fühlen, achtsam umzugehen und achtsam zu leben.

Achtsamkeitsgeschenke, die du erhalten wirst

- Du bist zufriedener und verspürst mehr Lebensfreude.
- Stress, Sorgen und Ängste werden abgebaut.
- Du spürst mehr Klarheit, Orientierung und Stabilität im Leben.
- Deine Sinneseindrücke werden geschärft und du kannst dich ganz bewusst auf den gegenwärtigen Moment und die aktuelle Situation einlassen.
- Du entwickelst mehr innere Widerstandsfähigkeit, um mit den Gegebenheiten des Alltags besser klarzukommen.
- Zwischenmenschliche Beziehungen und deine Kommunikationsfähigkeit werden gestärkt, wertschätzender und liebevoller.
- Dein eigenes inneres Bewusstsein wird ebenfalls gestärkt.

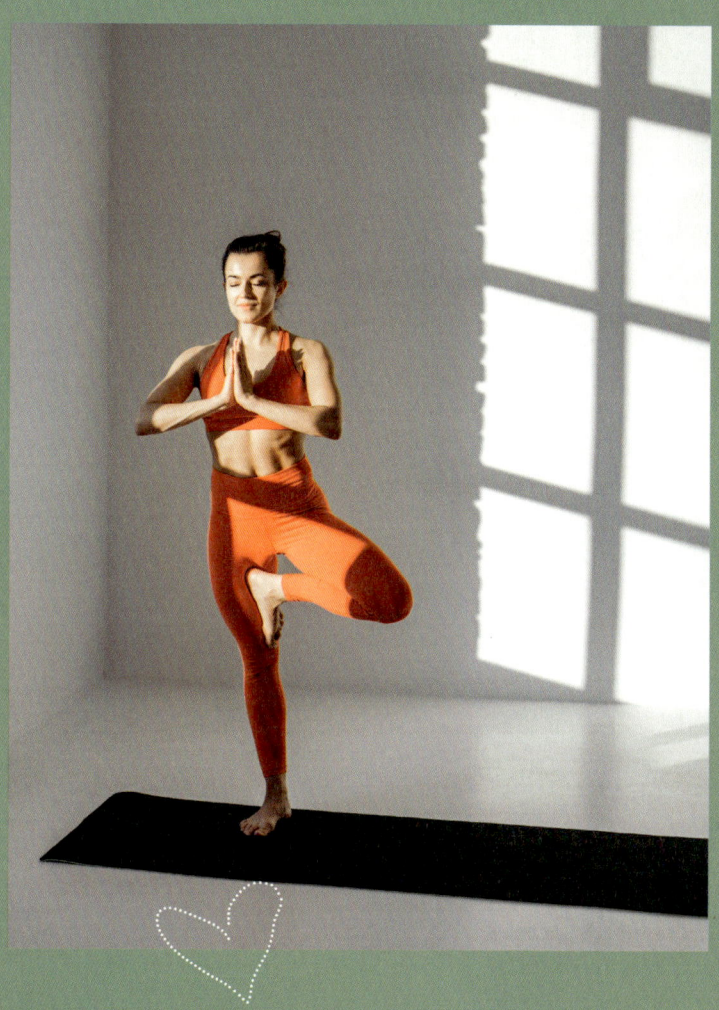

Auch die körperliche Ebene
wird in deine tägliche Praxis für mehr
Achtsamkeit einbezogen.

Körperliche Dimension innerer Achtsamkeit

Manchmal ist es für uns einfacher, über unseren Körper auf unser Innenleben Einfluss zu nehmen und dieses dadurch zu entspannen. Auch auf körperlicher Ebene kannst du einiges für dich selbst und deine Seele tun. Mithilfe von sanften Yoga- und Körperübungen kannst du deine Achtsamkeit schulen und deinen Geist und deine Seele zur Ruhe bringen. Deine Chakren kannst du mit wohlriechenden, ätherischen Ölen sanft ausbalancieren und Blockaden kannst du durch Energieübungen harmonisieren.

ACHTSAMKEITSMEDITATIONEN

Die Achtsamkeitsmeditation ist eine Meditationstechnik, bei der du deine eigenen Gedanken, Gefühle und Sinneswahrnehmungen bewusst beobachtest. Dabei bewertest du die aufkommenden Eindrücke nicht und versuchst diese auch nicht bewusst zu steuern. Der Kern dieser Meditation ist immer das achtsame Sein im Hier und Jetzt. Die Achtsamkeitsmeditation ist durch unterschiedliche Strömungen geprägt. Im Yoga ist sie unter dem Namen *Sakshi Bhav* bekannt, im Buddhismus unter *Vipassana,* und der Westen nennt sie *Mindful Based Stress Reduction (MBSR).*

MIT DER VIPASSANA-MEDITATION EINSICHT ERLANGEN

Vipassana ist die älteste der buddhistischen Meditationsformen. Sie wurde vor etwa 2500 Jahren von Siddhartha Gautama, dem Buddha, gelehrt. Vipassana bedeutet so viel wie »klare Sicht« oder die Dinge so sehen, wie sie wirklich sind. Durch Vipassana wird ein Zustand erreicht, in dem der Geist zur Ruhe kommt, sich ausschließlich auf einen Punkt konzentriert und nicht umherwandert. Man richtet den Geist auf eine bestimmte Sache, beispielsweise eine Kerzenflamme, ein Bild oder ein Gebet, und versucht, alle anderen Gedanken und Wahrnehmungen aus dem Bewusstsein zu nehmen. Diese Meditationstechnik kann ganz unabhängig von der religiösen Zugehörigkeit praktiziert werden. Als Einstieg wird in der Regel ein zehntägiger Einführungskurs angeboten, in dem man lernt, auf tiefer Ebene mit dem Geist zu arbeiten und das Bewusstsein zu vergrößern. Die Vipassana-Praxis ist ein Weg, um das durch Unaufmerksamkeit, Unachtsamkeit und damit Nichtsehen und Verblendung verursachte Leiden zu überwinden.
Die Grundannahme von Vipassana ist die Befreiung von Leid, das wir selbst durch unsere Gedanken, Annahmen und Vorurteile verursachen.
Verschiedene Formen der eigenen Körperwahrnehmungen sind in dieser Meditation integriert. So kannst du deinen eigenen Atem wahrnehmen, indem du dich zum Beispiel auf eines deiner Nasenlöcher konzentrierst und den Luftzug beobachtest. Oder du konzentrierst dich beim bewussten Atmen auf deinen Bauch und beobachtest, wir er sich hebt und senkt.

Reise durch deinen Körper

Vielleicht magst du mal eine kleine Bewusstseins-Reise durch deinen Körper machen. Du kannst dabei in Gedanken deinen gesamten Körper von oben nach unten abwandern. Lenke deine Aufmerksamkeit nacheinander auf verschiedene Körperteile und bleibe ein neutraler Beobachter. Du nimmst wahr, ohne zu urteilen oder auf andere Art zu reagieren. Gedanken, die kommen, kannst du wahrnehmen, du lässt sie aber weiterziehen. Wenn du abschweifst, registriere das ebenfalls und lenke deine Aufmerksamkeit gleich wieder auf die Meditation. Durch diese Art der Achtsamkeitspraktik kann sich dein Stresslevel nachhaltig reduzieren. Mit Vipassana sollen Liebe und Mitgefühl gefördert werden, die sich positiv auf deine Gefühle und auch auf deinen Umgang mit anderen Menschen auswirken.

Die Grundideen und Ziele von Vipassana zusammengefasst:
- Du entwickelst eine ausgeglichene Lebensweise mit Liebe und Mitgefühl gegenüber jedem Lebewesen.
- Gleichmut und Dankbarkeit können in dir wachsen.
- Du findest einen leichteren Zugang zu deinen eigenen Empfindungen und Gefühlen.
- Dein Stressempfinden wird gemildert und du wirst allgemein widerstandsfähiger.
- Du lernst, Dinge so anzunehmen, wie sie gerade sind.

Durch das regelmäßige Üben und Meditieren wirst du ein Gefühl von innerem Frieden und Ruhe entwickeln. Du wirst dich besser konzentrieren können, und dein Alltag wird geprägt sein von mehr Achtsamkeit und Gelassenheit. Du bekommst Einsicht in dein Innenleben, und Spannungen können sich lösen.

Beobachte deinen Atem

Ziehe dir bequeme Kleidung an und sorge dafür, dass du ungestört bist. Achte darauf, dass du dir Zeit für die Meditation nimmst. Quetsche sie nicht in ein kleines Zeitfenster zwischen Terminen und zwinge dich nicht zu deiner Meditationszeit. Sieh diese Zeit als Geschenk für dich selbst.

Setze dich auf ein Kissen am Boden und nimm die Schneidersitzposition ein oder setze dich auf einen bequemen Stuhl. Lege deine Hände in den Schoß und eine Handfläche über die andere, wobei beide Handflächen nach oben zeigen. Neige dein Kinn leicht nach unten. Schließe nun deine Augen und sammle deine Aufmerksamkeit.

Wandere im Geist langsam durch deinen gesamten Köper. Achte auf alle Empfindungen und mache sie dir bewusst. Vielleicht spürst du zum Beispiel ein leichtes Kribbelgefühl in deinen Händen, deinen Pulsschlag oder ein Wärmegefühl.

Lenke nun deine Aufmerksamkeit auf deinen Atem. Spüre, wie sich dein Brustkorb und dein Bauch langsam heben und senken, wie die Luft natürlich durch deine Nase fließt und deinen Brust- und Bauchraum füllt. Lass deinen Atem ruhig und natürlich fließen. Versuche, ganz bewusst deinen Atem wahrzunehmen, und stelle dir vor, wie du mit jedem Atemzug Sauerstoff in dein Körper hineinströmen lässt und alle deine Zellen mit Energie auffüllst. Beim Ausatmen stellst du dir vor, wie sich alles Störende und Belastende in deinem Körper löst und aus ihm hinausströmt.

Die Bewegung deines Atems lässt dich zur Ruhe kommen. Achte auf deinen Geist. Wenn er wandert, dann lenke deine Aufmerksamkeit wieder ganz bewusst auf deinen Atem. Es ist ganz natürlich, dass deine Gedanken ab und zu abschweifen. Mit der Zeit wirst du lernen, deinen Geist wieder einzufangen und ihn auf das Hier und Jetzt zu fokussieren.

MINDFUL-BASED STRESS REDUCTION (MBSR)

Die sogenannte Mindful-Based Stress Reduction, kurz MBSR, ist eine achtsamkeitsbasierte Stressreduktion, die vor etwa 30 Jahren durch den Molekularbiologen Jon Kabat-Zinn auf Grundlage der buddhistischen Achtsamkeitsmeditation an der University of Massachusetts entwickelt wurde. Um MBSR zu lernen, kannst du einen achtwöchigen Kurs besuchen, bei dem du etwa zweieinhalb Stunden täglich unter Anleitung übst und zusätzlich ein 45-minütiges Training zu Hause absolvierst. Zu MBSR gehören die klassische Achtsamkeitsmeditation, der Bodyscan, bei dem du eine Reise durch deinen Körper machst, praktische Umsetzungen, um Achtsamkeit in deinen Alltag zu integrieren, und Yogaübungen.

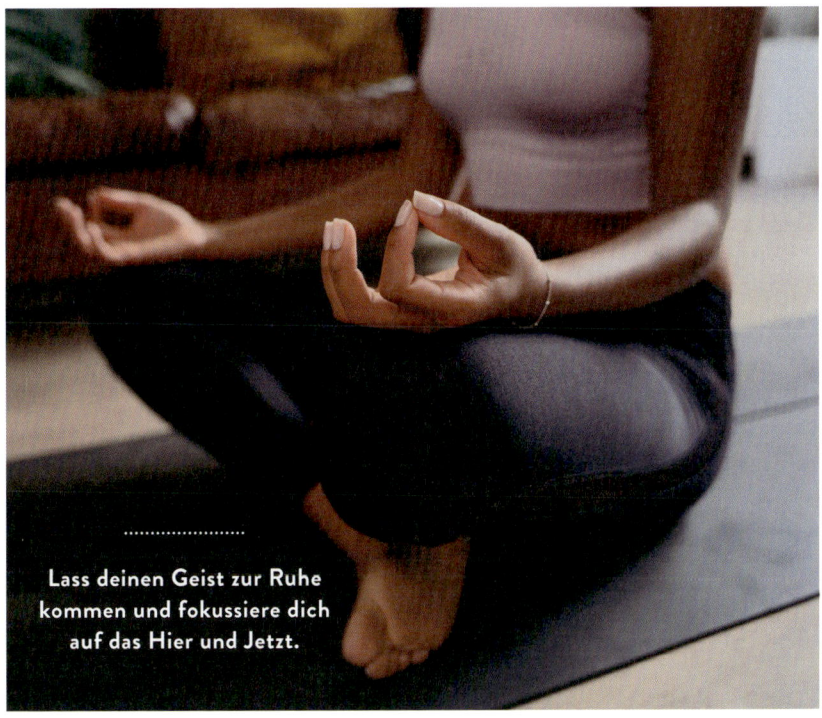

Lass deinen Geist zur Ruhe kommen und fokussiere dich auf das Hier und Jetzt.

Bodyscan nach Jon Kabat-Zinn

1. Lege dich auf den Rücken, beispielsweise auf eine weiche Unterlage oder auf eine Matratze. Nimm dir eine Decke und sorge dafür, dass es dir nicht kalt wird. Mache dir bewusst, dass du in diesem Moment zur dir selbst kommen möchtest und im Hier und Jetzt bist.

2. Nun schließe deine Augen und lenke deine Aufmerksamkeit auf deine Atmung. Beobachte, wie sich deine Bauchdecke bei jedem Ein- und Ausatmen hebt und senkt. Folge deiner Atmung und nimm sie ganz bewusst wahr.

3. Nimm dir einen Moment Zeit, um deinen Körper in seiner Gesamtheit zu registrieren. Versuche, jeden Bereich deines Köpers zu spüren. Nimm die Druckempfindungen wahr, wenn dein Körper auf der weichen Unterlage oder Matratze liegt.

4. Lenke dann deine Aufmerksamkeit auf die Zehen deines linken Fußes und lenke deinen Atem dort hin. Versuche nun, in deine Zehen ein- und auszuatmen. Vielleicht stellst du dir einen Kreislauf vor, bei dem die Luft durch deine Nase, in deine Lunge und durch das Bein in deine Zehen transportiert wird. Von dort fließt die Luft wieder durch deinen Körper zurück durch deine Nase nach außen.

5. Versuche nun zu spüren, welche Empfindungen in dir auftreten. Was nimmst du wahr, was spürst du? Auch wenn du nichts spürst oder bemerkst, ist das vollkommen in Ordnung.

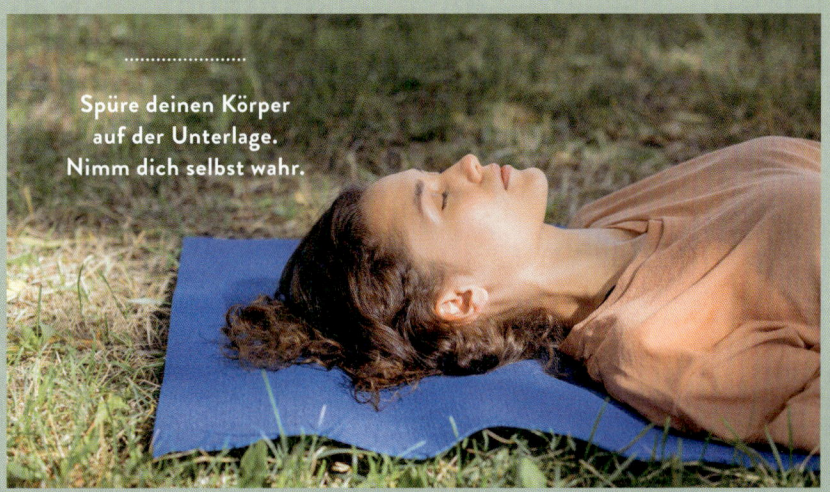

Spüre deinen Körper auf der Unterlage. Nimm dich selbst wahr.

6. Wenn du merkst, dass du mit der Übung fortschreiten willst, atme nochmals tief ein und aus und lass alle Anspannungen in deinen linken Zehen fallen. Nun kannst du dich nach und nach der Fußsohle, der Ferse, dem Knöchel zuwenden. Achte dabei auf alle Empfindungen und atme in den jeweiligen Körperteil ein und aus.

7. Wenn du merkst, dass du abgelenkt wirst und dein Kopf in Gedanken versinkt, lenke deine Aufmerksamkeit wieder auf deinen Atem. Sobald du wieder in deiner Aufmerksamkeit bist, fahre mit dem Scan deines Körpers fort.

8. Auf diese Art und Weise kannst du nun durch deinen ganzen Körper wandern. Gehe durch das linke Bein aufwärts bis zu deinem Becken, atme dich dann durch das rechte Bein. Von deinem Becken aus wanderst du durch alle Bereiche deines Körpers, bis du am Scheitel angekommen bist.

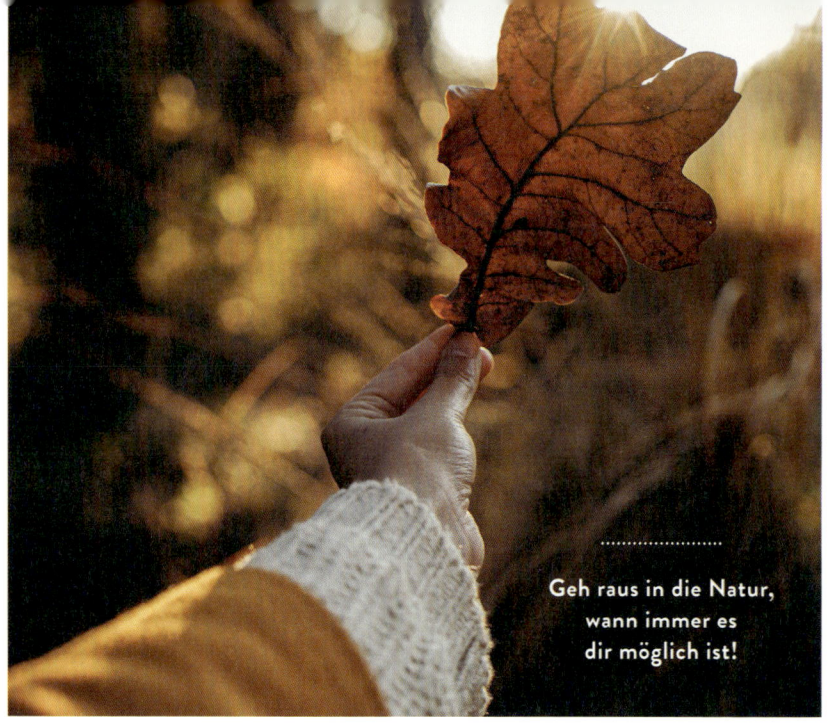

Geh raus in die Natur, wann immer es dir möglich ist!

DIE WIRKUNG VERSTÄRKEN

Versuche, diese Übung, wenn möglich, täglich in deinen Alltag einzubauen. Wenn es dir schwerfällt, beim Bodyscan aufmerksam und wach zu bleiben, kannst du deine Augen geöffnet lassen. Je regelmäßiger und systematischer du übst, desto schneller und weiter wird sich Achtsamkeit in deinem Leben ausdehnen und du wirst an Kraft gewinnen. Vielleicht bemerkst du, wie dein Geist manchmal unruhig oder unzufrieden ist. Dann wird es dir schwerfallen, in einen entspannten Zustand zu kommen. Es kann sein, dass du dich innerlich getrieben fühlst und deine Gedanken ständig abschweifen. Dadurch kannst du müde und erschöpft werden, da du nicht in einem klaren Hier- und-Jetzt-Bewusstsein bist. in solchen Situationen kann es tatsächlich sein, dass du gar nicht mehr so richtig weißt, was du überhaupt fühlst, denkst oder tust. Durch die regelmäßige Achtsamkeitspraxis kannst du aus diesem Zustand aussteigen und lernst, dich selbst besser zu verstehen. Dein Geist wird wacher und klarer. Durch die bewusste Kontaktaufnahme mit deinem eigenen Körper wirst du in Zukunft die Signale deines Körpers besser verstehen und auf ihn eingehen können. Stress führt zu Verspannungen in deinem Körper. Mache dir bewusst, dass du verspannt bist oder Schmerzen in dir vorhanden sind. Lenke dann deine Aufmerksamkeit genau darauf und entspanne deine schmerzenden Muskeln.

Die Wirksamkeit von MBSR ist mittlerweile gut untersucht, sodass es auch Programme von Krankenkassen gibt, die diese Form der Stressreduktion unterstützen. In einigen Kliniken wird MBSR mit Erfolg in der komplementären Behandlung von schweren chronischen und unheilbaren Erkrankungen angewendet.

Achtsamkeitsschulung in der Natur

Suche dir ein schönes Plätzchen im Park, auf einer Wiese oder auf einer Lichtung im Wald. Stelle dir nun folgende Fragen:

- „Wie fühlt sich der Untergrund an, auf dem ich gerade sitze?"
- „Wie nehme ich die Temperatur, das Wetter wahr?"
- „Was sehe ich? Kann ich Tiere beobachten? Wie bewegen sich die Insekten? Wie bewegen sich die Blätter am Baum? Wie bewegt sich sanft der Grashalm im Wind?"
- „Was höre ich, welche Geräusche nehme ich wahr?"
- „Was rieche ich?"
- „Welche Gefühle kommen in mir auf?"

Nimm wahr, wie du immer mehr zur Ruhe kommst. Atme ruhig und langsam ein und aus. Registriere alle Wahrnehmungen, bewerte sie jedoch nicht. Bleibe nun in der Stille und versinke in diesem Moment. Spüre, wie dein Geist immer ruhiger wird und wie du Belastungen und Sorgen hinter dir lässt. Nimm dich selbst ganz bewusst wahr – im Hier und Jetzt.

ACHTSAMKEITSÜBUNGEN FÜR GEIST UND KÖRPER

Durch Achtsamkeit kannst du deine Selbstwahrnehmung und dein Selbstverständnis erweitern. Du wirst lernen, wie du immer mehr im Hier und Jetzt lebst und deine Zeit nicht mit pausenlosem Gedankenkreisen verbringst. Durch eine regelmäßige Achtsamkeitspraxis wird es dir gelingen, einen Zugang zu deinem Körper herzustellen und dadurch eine Verbindung zu ihm zu schaffen. Eine gute Möglichkeit dafür sind körperliche Übungen. Im vorherigen Kapitel hast du bereits den Bodyscan kennengelernt. Nun widmen wir uns einer anderen Methode, die überaus wohltuend und wirkungsvoll ist: dem Yoga. Im Sanskrit bedeutet Yoga wörtlich »Joch«. Damit ist Yoga als eine Art Vereinigung von Körper und Geist zu verstehen, als eine ursprünglich untrennbare Einheit.

Beim achtsamen Yoga werden die Übungen sehr langsam ausgeführt. Es handelt sich um sanfte Dehn-, Kräftigungs- und Gleichgewichtsübungen. Während du die verschiedenen Körperübungen, die sogenannten Asanas, ausführst, achtest du auf alle Körperempfindungen. Durch regelmäßige Übung der Asanas wirst du merken, wie du immer beweglicher wirst und sich dein Körper von Verspannungen und muskulären Blockaden lockert. Yoga ist eine effektive Methode, um deinen Körper zu lockern, zu dehnen und zu entspannen und Körper und Geist ins Gleichgewicht zu bringen. Zudem wirkt achtsames Yoga wie eine tiefe Meditation. An die Asanas gehst du mit derselben Einstellung heran wie an die Achtsamkeitsmediation und den Bodyscan. Bei keiner dieser Techniken steht ein sportlicher Aspekt im Mittelpunkt, alle legen stattdessen den Fokus auf den Augenblick, in dem du die jeweilige Übung sehr bewusst ausführst. So spürst du, wie sich dein Körper von Moment zu Moment verändert. Du kannst behutsam auf die Signale deines Körpers hören, sie wahrnehmen und Verantwortung dafür übernehmen, wann du deine persönlichen Grenzen erreicht hast. Dabei führst du die Yogapositionen mit Zurückhaltung aus und überforderst dich nicht.

Bei jeder Yogaübung, die du ausführst, ändert sich nicht nur deine physische Haltung, sondern auch deine innere Ausrichtung und Wahrnehmung. Du wirst ganz bewusst spüren können, wie dein Körper sich mit jedem Übungswechsel verändert.

> »Wo immer du bist, sei ganz dort.«
>
> Eckhart Tolle, spiritueller Lehrer und Autor

ACHTSAME YOGAÜBUNG
SHAVASANA – DIE TOTENSTELLUNG

- Suche dir zunächst einen Ort, an dem du ungestört sein kannst. Bereite eine Decke oder Matte auf dem Fußboden aus und lege dich in Rücklage darauf. Dabei liegen deine Hände seitlich neben deinem Körper, deine Handflächen zeigen nach oben.
- Richte nun deine gesamte Aufmerksamkeit auf deinen Atem und spüre, wie sich deine Bauchdecke bei jedem Ein- und Ausatmen hebt und senkt. Spüre, wie dein Körper auf die Druckempfindungen der Matte reagiert und sich verändert. Stelle dir vor, wie dein Körper von einer Art »Hülle« sanft umgeben ist.
- Versuche, deine Aufmerksamkeit auf den gegenwärtigen Moment zu richten, und konzentriere dich wieder auf deine Atmung, wenn du merkst, dass deine Gedanken abschweifen.

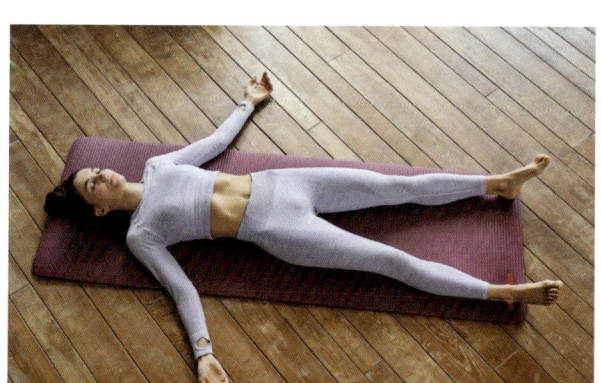

Shavasana – die Totenstellung – bringt dich und deinen Körper in eine tiefe Entspannung.

DEINE CHAKREN HARMONISIEREN

Die Lehre der Chakren hat ihren Ursprung in jahrtausendealten philosophischen Texten aus dem indischen Raum, den Veden und Upanishaden. Die Chakren werden als feinstoffliche Energiezentren verstanden, die sich inner- und außerhalb unseres Körpers befinden. Da sie feinstofflich sind, kannst du sie nicht sehen, sondern sie gehören – ähnlich wie deine Seele – zum sogenannten Astralleib. Nicht nur im Hinduismus spielen die Chakren

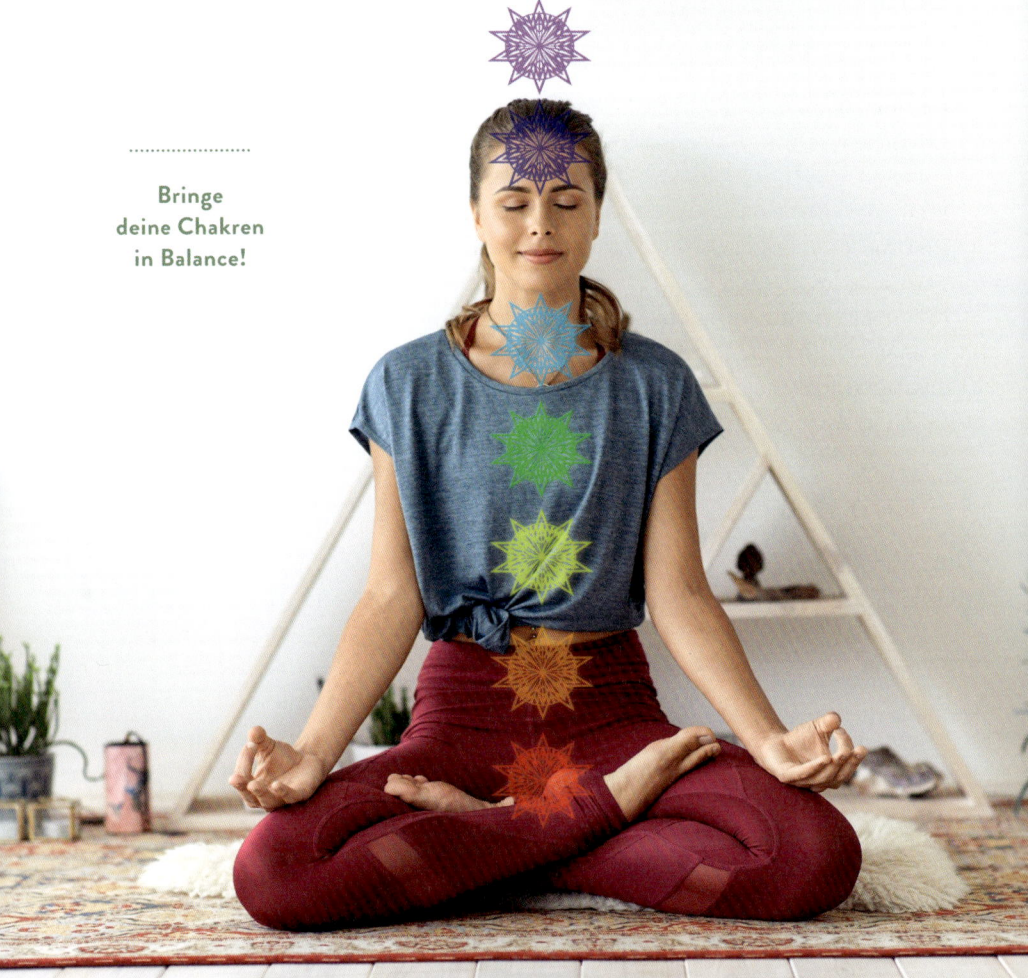

Bringe deine Chakren in Balance!

eine Rolle, auch im Ayurveda, der traditionellen chinesischen Medizin und im Yoga finden sie ihre Anwendung. Dadurch sind sie mittlerweile auch im westlichen Kulturraum bekannt. In den alten Schriften werden mitunter Abertausende Chakren beschrieben, die den gesamten Körper durchziehen. Der Fokus liegt in der heutigen Zeit vor allem auf den sieben Hauptchakren. Entlang der Wirbelsäule und energetisch mit den sogenannten Nadis (Energiebahnen) verbunden liegen deine Hauptchakren. Sushumna, Ida und Pingala sind die drei wichtigsten dieser Nadis, die durch deinen gesamten Körper verlaufen und dich mit Lebensenergie, dem Prana, versorgen. In anderen Traditionen ist die Lebensenergie auch als Qi oder Chi bekannt. Durch deine Chakren kannst du Energien von außen aufnehmen und in deinem eigenen Energiesystem verteilen, empfangen und transformieren. Wenn ein Chakra blockiert ist, behindert es den Energiefluss in deinem Körper und kann zu seelischen und physischen Beschwerden führen. Bestimmte negative Erfahrungen oder belastende Emotionen können solche Blockaden deiner Chakren auslösen.

Wenn deine Chakren geöffnet sind, kann deine Lebensenergie ungehindert fließen. Mithilfe geeigneter Meditationen kannst du deine Chakren öffnen und dadurch dein geistiges, emotionales und körperliches Wohlbefinden harmonisieren und fördern. So kannst du möglichen sich anbahnenden Blockaden schon vor ihrer Entstehung entgegenwirken und sie daran hindern, dass sie sich in deinem Köper und deiner Seele ausbreiten.

BEDEUTUNG DER SIEBEN HAUPTCHAKREN UND WIE DU SIE MIT MUDRAS BEFREIEN KANNST

Was ist ein Mudra?
Übersetzt aus dem Sanskrit bedeutet Mudra »das, was Freude bringt«.
Mudras sind symbolische Fingergesten, die deine Energie lenken können. Deine Finger und Handflächen stehen dabei energetisch gesehen für deine Chakren. Mudras können dir helfen, Energien, die blockiert oder stagniert waren, freizusetzen. Dadurch kannst du deine innere Kraft wiederfinden und dich entspannter und zufriedener fühlen.

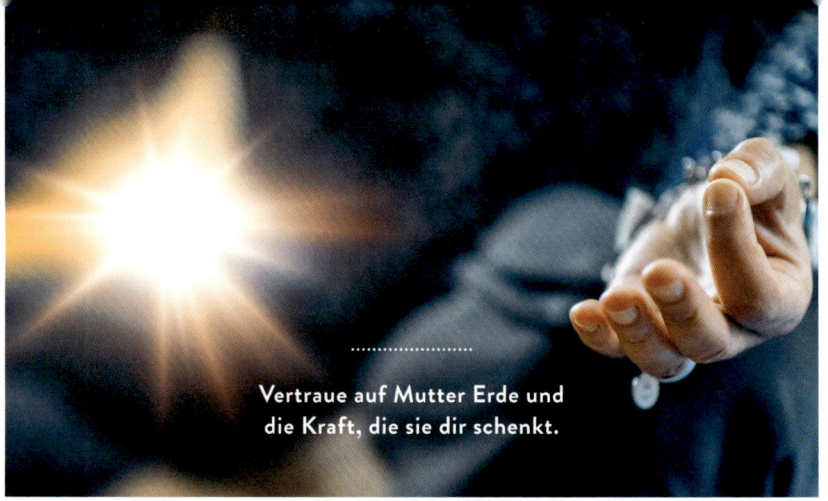

Vertraue auf Mutter Erde und die Kraft, die sie dir schenkt.

Muladhara Chakra
Bedeutung im Sanskrit: Mula = Wurzel, adhara = Stütze
Das Wurzelchakra sitzt am unteren Ende deiner Wirbelsäule, am Steißbein. Es bildet dein »Fundament« und ist an dein Urvertrauen gekoppelt. Ihm werden die Farbe Rot, das Element Erde und der Geruchssinn zugeordnet. Das Chakra steht für Lebenskraft, Ruhe, Ausdauer, Standfestigkeit, Menschenverstand und Prinzipientreue. Ist dieses Chakra gestört, kann sich das zum Beispiel in Angstzuständen, Misstrauen, Gewichtsproblemen oder in finanziellen Sorgen zum Ausdruck bringen. Du kannst dein Chakra stärken, indem du tägliche Spaziergänge an der frischen Luft einbaust, dich im Barfußgehen übst oder dich mit Dingen aus der Natur umgibst. Yogaübungen im Stand oder der Vorwärtsbeuge können sich ebenfalls positiv auswirken.

- Chin Mudra für dein Wurzelchakra:
  Berühre die Spitze deines Daumens mit der Spitze deines Zeigefingers. Versuche, dich dabei auf das untere Ende deiner Wirbelsäule zu konzentrieren. Singe in deiner eigenen Lautstärke die Silbe »lam« und stelle dir vor, wie du von rotem Licht umgeben bist.

- Affirmationen:
  »Ich vertraue dem Gang des Lebens.«
  »Ich fühle mich sicher und beschützt.«
  »Ich werde unterstützt von Mutter Erde.«
  »Ich fühle mich verbunden und geerdet.«

Mini-Meditation für dein Wurzelchakra

Suche dir einen ruhigen Platz, setze dich auf eine bequeme Unterlage und schließe deine Augen. Nimm nun ein paar kräftige Atemzüge und spüre, wie du langsam zur Ruhe kommst. Nun stelle dir vor, dass du über deinen Rücken mit Mutter Erde verbunden bist. Wie eine starke, stabile Wurzel, die durch deinen Rücken wächst und dir Stabilität und Vertrauen gibt. Lass nun diese Energie von Mutter Erde durch deinen gesamten Körper fließen. Du wirst spüren, wie du innerlich immer entspannter wirst und dich sicher und geerdet fühlst. Sage dir: »*Ich bin verbunden mit allen Lebewesen um mich herum. Das gibt mir Stärke, Sicherheit und Stabilität. Ich habe Vertrauen, dass alles um mich herum zu meinem Besten geschieht.*«

Immer, wenn du dich gestresst fühlst oder dir Vertrauen und Sicherheit im Leben fehlen, kannst du diese Meditation durchführen.

»Nur in der Stille kann die Wahrheit eines jeden Früchte ansetzen und Wurzeln schlagen.«

Antoine de Saint-Exupéry

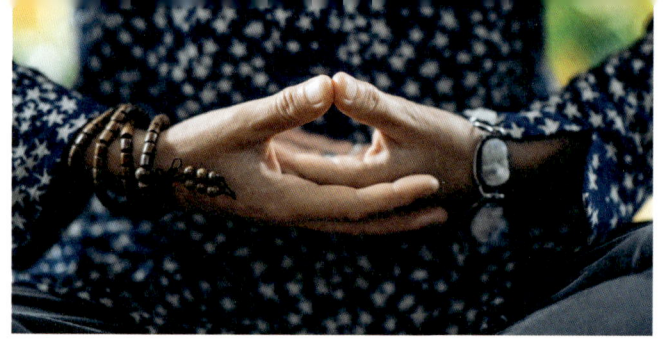

Öffne dich für die Fülle in deinem Leben.

Svadhisthana Chakra
Bedeutung im Sanskrit: Svadhisthana = Süße
Das Sakralchakra sitzt an deinem Kreuzbein, etwa eine Handbreit unter dem Bauchnabel. Es wird durch die Farbe Orange, das Element Wasser und den Geschmackssinn symbolisiert. Es hat Bezug zu den Geschlechtsorganen und ist vor allem für deine Gefühle und deine Sexualität verantwortlich. Die zugeordneten Charaktereigenschaften sind: Hingabe, Loslassen, Liebe, Demut, Mitgefühl, Mitleid, Intuition, Fließen, Gottesliebe und Vertrauen. Ist das Chakra blockiert, kann sich das in Hormonstörungen, Einsamkeit, Neid, Scham, Sexsucht und Impotenz zeigen.
Mit bestimmten Yogaübungen, die auf deinen Beckenraum wirken, durch Kontakt zu Wasser (baden, trinken, am Meer spazieren gehen) und mit kreativen Freizeitbeschäftigungen wie malen, singen, tönen oder musizieren kannst du dein Sakralchakra stärken.

- Dayana Mudra für dein Sakralchakra:
  Lege deine Hände mit den Handflächen nach oben zeigend übereinander in deinen Schoß. Deine linke Hand liegt dabei unter der rechten und berührt die Rückseite deiner rechten Hand. Deine Daumenspitzen berühren sich leicht. Konzentriere dich nun auf den Bereich unter deinem Bauchnabel und visualisiere die Farbe Orange. Du kannst dabei die Silbe »vam« in deiner eigenen Lautstärke singen.

- Affirmationen:
  »Ich fühle mich wohl in meinem Körper und bringe ihm Wertschätzung entgegen.«
  »Ich öffne mich für die Fülle und Freude in meinem Leben.«
  »Ich spüre meine Kreativität und bringe sie zum Ausdruck.«
  »Ich genieße mein Leben in vollen Zügen.«

Manipura Chakra
Bedeutung im Sanskrit: Manipura = strahlender Juwel
Das Solarplexuschakra hat seinen Sitz an deinem Solarplexus zwischen Herz und Magen. Es steht in Verbindung zu deinen Nieren und deiner Bauchspeicheldrüse. Symbolisiert wird es durch die Farbe Gelb, das Element Feuer und den Sehsinn und es hat Einfluss auf die Verdauung und das Selbstbewusstsein beziehungsweise die Persönlichkeit. Es besitzt folgende Charaktereigenschaften: Durchsetzungsvermögenögen, inneres Feuer, Temperament, Leidenschaft, Begeisterung, Wahrhaftigkeit, Kreativität. Bei einem blockierten Solarplexuschakra kann es daher zu Problemen des eigenen Selbstwerts, Machtbesessenheit, Wut und Verdauungsproblemen kommen. Du kannst dein Chakra stärken, indem du einen entspannenden Ausgleich in deinem Leben einbaust, zum Beispiel eine Achtsamkeitsmeditation mit Konzentration auf deine Bauchatmung. Dehnübungen und Yogaübungen, die auf die Bauchorgane wirken, sind ebenfalls förderlich.

- **Mudra für dein Solarplexuschakra**
  Halte deine Hände vor deinen Solarplexus und strecke deine Finger gerade aus, sodass sich alle Fingerspitzen berühren und die Daumen sich kreuzen können. Konzentriere dich nun auf dein Solarplexuschakra und visualisiere dir die Farbe Gelb. Dabei kannst du die Silbe »ram« singen.

- **Affirmationen:**
  »Ich fühle mich stark, selbstbewusst und kraftvoll.«
  »Ich bin gut so, wie ich bin, und ich liebe mich so, wie ich bin.«
  »Ich bin pure, positive Energie.«
  »Ich bin der Schöpfer meines eigenen Lebens.«

> Spüre, wie du dich immer stärker und selbstbewusster fühlst.

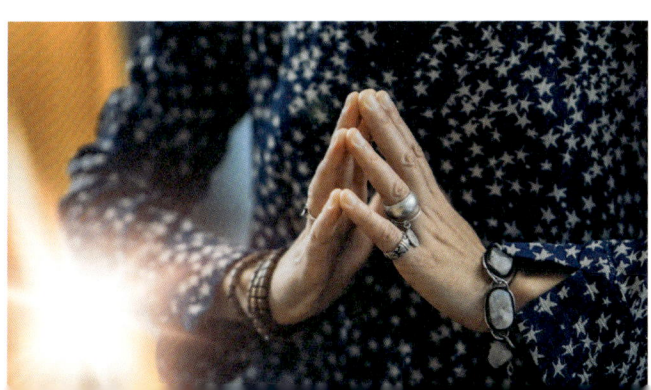

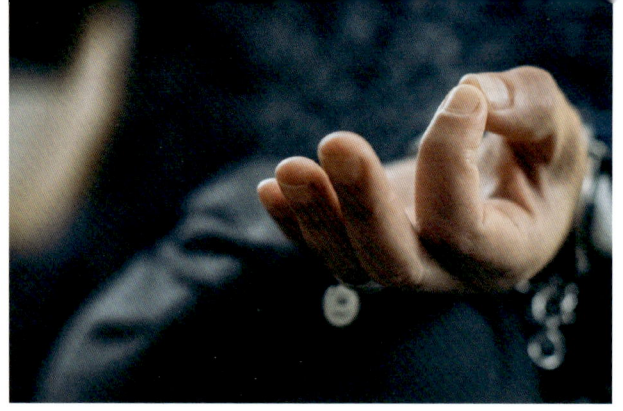

Öffne dein Herz und lass alles Positive in dein Leben.

Anahata Chakra

Bedeutung im Sanskrit: Anahata = nicht angeschlagen, unbeschädigt
Das Herzchakra liegt an deiner Brustwirbelsäule. Es stellt eine Brücke zwischen den drei unteren, weltlich orientierten und den drei oberen, spirituell ausgerichteten Chakren dar. Es steht in Verbindung mit Liebe und Mitgefühl. Seine Farbe ist Grün, das zugehörige Element ist Luft, der zugehörige Sinn die Haptik. Es verkörpert die folgenden Charaktereigenschaften: Offenheit, Anpassungsfähigkeit, Toleranz, Weite, Kommunikation, vielseitiges Interesse, Verstehen, Aufnahmefähigkeit. Das Chakra nimmt auch die Schönheit in Natur und Kunst wahr. Ist dein Herzchakra blockiert, kann sich das in Herzbeschwerden, Asthma, Lieblosigkeit und innerlicher Leere zeigen. Wenn du Mitgefühl für alle Lebewesen entwickelst und dich regelmäßig im Grünen aufhältst, kann das dein Chakra stärken. Yogaübungen mit Rückbeugen und Wirkung auf das Herz-Kreislauf-System wirken sich ebenfalls positiv aus.

- Mudra für dein Herzchakra
  Bringe deine Hände so in Position, dass sich Zeigefinger und Daumen berühren. Nun lege deine linke Hand mit der Handfläche nach unten auf dein linkes Knie. Deine rechte Hand wandert nach oben in Richtung deines Brustbeins. Konzentriere dich auf dein Herzchakra und visualisiere die Farbe Grün. Dabei kannst du die Silbe »yam« singen.

- Affirmationen:
  »Ich kann Liebe in allen Bereichen meines Lebens spüren.«
  »Ich bin umgeben von Liebe.«
  »Ich fühle die Stärke der Liebe in mir.«
  »Ich öffne mein Herz für alle Lebewesen um mich herum.«

Vishuddha Chakra
Bedeutung im Sanskrit: Vishuddha = Reinigung
Das Halschakra liegt an deiner Halswirbelsäule am Kehlkopf. Es hat eine Verbindung zu deinem Vagus-Nerv und der Schilddrüse. Zugeordnet werden ihm die Farbe Blau, das Element Klang und der Gehörsinn. Es verkörpert Eigenschaften wie Kommunikation und Ausdrucksvermögen. Ist es blockiert, zeigt sich das vor allem in mangelnder Kommunikation, Schüchternheit und Sprachlosigkeit. Singen beispielsweise kann das gestörte Chakra wieder in Einklang mit dir selbst bringen. Rückbeugen und Umkehrhaltungen sind die gewünschten Yogahaltungen.

- Mudra für dein Halschakra:
  Verschränke die Innenseite deiner Handflächen, wobei diese nach oben zeigen. Deine Daumen berühren sich an der Spitze und bilden einen Kreis. Singe nun die Silbe »ham« und visualisiere die Farbe Blau.

- Affirmationen:
  »Ich bin ein guter Zuhörer.«
  »Ich höre auf meine innere Stimme und folge ihr.«
  »Meine Worte kommen aus meinem Herzen.«
  »Ich kenne meine Gefühle und kann sie ausdrücken.«

Deine innere Stimme zeigt dir deinen Weg.

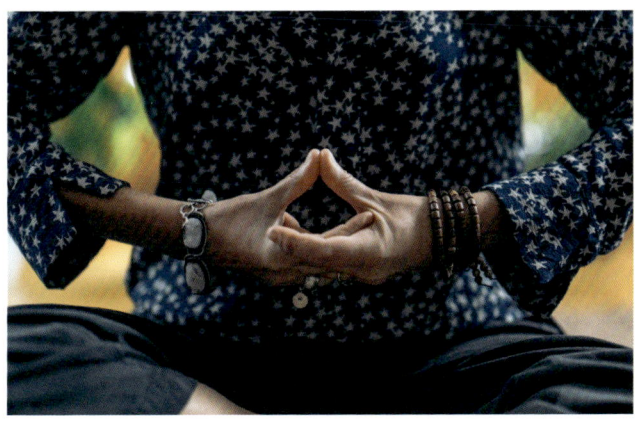

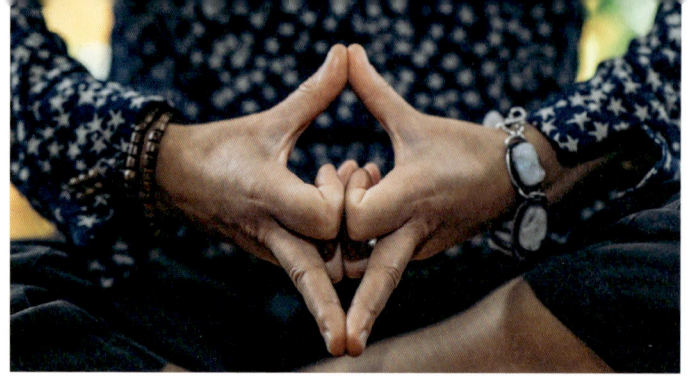

Vertraue auf dein Inneres.

Ajna Chakra

Bedeutung im Sanskrit: Ajna = wahrnehmen, befehlen
Das Stirnchakra befindet sich in der Mitte deines Kopfs, zwischen deinen Augenbrauen. Also dort, wo sich das dritte Auge befindet. Es hat einen Bezug zur Hypophyse in deinem Gehirn. Seine Farbe ist Violett, das zugeordnete Element ist Licht, die Sinne sind Sehen und Intuition. Es steht für Intellekt, Intuition und alle geistigen Kräfte. Ist dein Stirnchakra geöffnet, bist du geistig klar, fantasievoll und hast ein gutes Gedächtnis. Ängste, Sorgen und Stress stehen in Verbindung mit einem gestörten Chakra. Durch fantasievolle Beschäftigungen, beispielsweise Traumtagebuch führen, Märchen oder Fabeln lesen, kannst du dein Chakra stärken. Atemübungen und Meditationen auf das dritte Auge helfen beim Lösen von Blockaden.

- **Mudra für dein Stirnchakra:**
  Lass deine Mittelfinger gerade und ausgestreckt, sodass sie nach vorne zeigen und sich deine Fingerkuppen berühren. Alle anderen Finger sind gebeugt und berühren sich an den Fingerknöcheln. Deine Daumen zeigen zu dir und berühren sich, sodass deine Finger eine Herzform bilden. Konzentriere dich nun auf den Punkt zwischen deinen Augenbrauen, dein drittes Auge. Dabei kannst du dir vorstellen, wie blaues Licht durch die Mitte deines Kopfes strömt. Singe dazu die Silbe »om«.

- **Affirmationen:**
  »Ich fühle mein inneres Licht.«
  »Ich bin offen für meine Intuition.«
  »Ich bin in Kontakt mit meiner inneren Führung.«
  »In jeder Situation meines Lebens kann ich wachsen und meine Seele heilen.«

Sahasrara Chakra

Bedeutung im Sanskrit: Sahasrara = tausendfach

Das Kronenchakra ist dein siebtes Chakra und es befindet sich an deinem Scheitel. Ihm werden die Farben Weiß bis Violett zugeordnet, ebenso das Element Denken und der Einfühlungssinn. Es hat einen Bezug zu deiner Zirbeldrüse und steht für dein höheres Bewusstsein deiner eigenen Spiritualität. Dadurch geht es mit Gottvertrauen, Freiheit, Vollendung und Demut einher. Unzufriedenheit, innere Leere oder Schlafstörungen können auf ein gestörtes Kronenchakra hinweisen. Eine wirkungsvolle Möglichkeit zur Stärkung ist die »Om-Mantra-Meditition«. Außerdem hilft es, wenn du Ausblicke, etwa auf einem Berg, suchst und in die Weite schaust.

- **Mudra für dein Kronenchakra:**
  Kreuze deine Hände und lass nur deine beiden kleinen Finger sich an der Spitze berühren. Der linke Daumen liegt unter deinem rechten. Lege deine Hände vor deiner Magengegend ab und visualisiere dir die Farben Lila oder Gold-Weiß. Konzentriere dich auf dein Kronenchakra am Scheitel deines Kopfs. Dazu kannst du die Silbe »ng« singen, die sich anhört wie das Ende des Wortes »Klang«.

Verbinde dich mit deinem höheren Bewusstsein und spüre, wie dich deine eigene Kraft durchströmt und deine Spiritualität wachsen lässt.

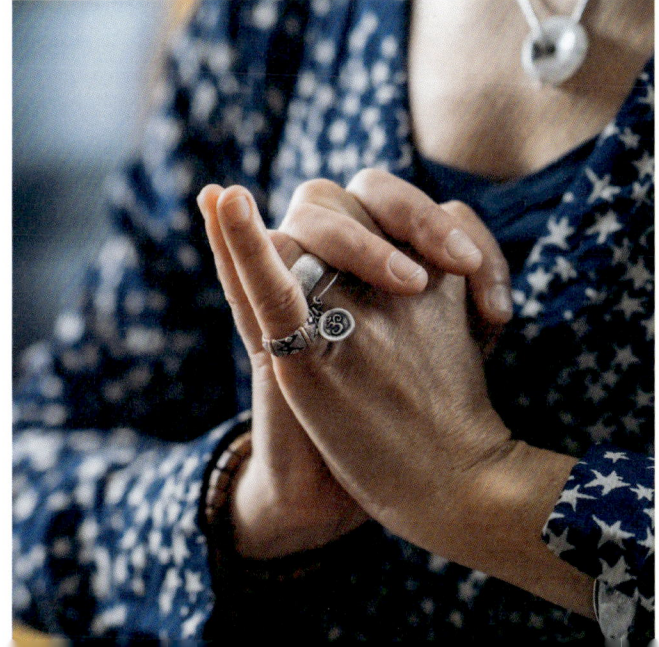

Räuchern mit Kohle

1. Benötigt wird:
- eine feuerfeste Räucherschale
- Sand zum Befüllen der Schale (kein Vogelsand!)
- Räucherkohle, um die Räuchermischung aufzulegen
- eine Zange zum Halten der Kohle
- Räuchermischung Hausräucherung
- Feder zum Verteilen des Rauchs in den Räumen

2. Anleitung:

Fülle dein Räuchergefäß zu etwa ¾ mit Sand und entzünde die Räucherkohle über einer Kerze. Dafür hältst du die Kohle mit der Zange so, dass sie mit der Kante an der Flamme angezündet werden kann. Ein Glutfunke beginnt dann, durch die Kohle zu laufen. Halte die Kohle noch ein paar Minuten mit der Zange und puste sie an. Dann stellst du sie für ca. 5–8 Minuten aufrecht in das Sandbett, denn sie braucht noch etwas Sauerstoff, um gut durchzuglühen. Dafür kannst du sie nun auch mit der Feder anfächeln. Warte, bis die ganz durchgeglimmt ist. Das erkennst du daran, dass sie außen grau bzw. aschig aussieht.

Achte darauf, dass deine Räuchermischung schön homogen ist. Du kannst sie – auch wenn du eine fertige gekaufte Mischung hast – einfach nochmal mörsern. Lege nun eine Messerspitze des Räucherwerks auf die glühende Kohle. Jetzt steigen sofort wohlduftende Rauchkringel auf, die du mit der Feder leicht verteilen kannst. Wichtig ist, dass du das Räucherwerk mit der Zange von der Kohle schiebst, bevor es verkohlt und schwarz wird und unangenehm riecht. Das geht oft sehr schnell, also innerhalb einer Minute. Je nach gewünschter Duft- und Rauchstärke kannst du weiteres Räucherwerk auflegen.

Es kann sinnvoll sein, die Räucherkohle auch zwischen den einzelnen Räuchervorgängen nochmal kurz aufrecht in den Sand zu stellen und anzufächeln, damit sie weiter durchglüht.
Tipp: Wenn eine zartere und länger anhaltende Duftentwicklung gewünscht wird, streue einfach etwas Sand über die Kohle, das dämpft die Hitze. So verdampft das Räucherwerk langsamer, es kann länger auf der Kohle verbleiben und du kannst eine ausführlichere Räucherrunde genießen. Hier ist auch etwas Experimentierfreudigkeit gefragt. Jeder entwickelt eigene Vorlieben und einen ganz persönlichen Räucherstil. So liebt der eine richtig viel Rauch, der andere mag es eher zarter.
Und nicht vergessen: Rauchmelder ausschalten!

3. Räuchern auf dem Stövchen

Das Räucherstövchen ist ein feuerfestes Gefäß, das aus Ton besteht und idealerweise eine Höhe von 10–12 cm hat. Auf dem Tongefäß liegt ein Edelstahl-Drahtsieb, darunter wird ein Teelicht platziert. Achte auch hier auf eine gute Qualität und vermeide, wenn möglich, Produkte, von denen du nicht weißt, unter welchen Umständen sie hergestellt wurden und welche immensen Transportwege um die halbe Welt sie hinter sich haben. Du kannst auch einen Töpfer vor Ort fragen, ob er dir was Schönes macht! Zünde ein Teelicht an und platziere dein Räucherwerk (pro Räucherung ca. ½–1 TL) auf dem Drahtsieb. Sehr zartes Räucherwerk legst du an den Rand des Siebs, dort ist die Hitzeentwicklung von der Kerze weniger stark. Alternativ kannst du auch etwas Sand auf das Sieb streuen. Das verhindert, dass die flüssig werdenden Harze in das Sieb einbrennen. Oder besorge dir im Räucherhandel eine kleine Metallscheibe. Diese wird auf dem Sieb platziert, darauf legst du dann deine Räucherware. Die kleine Scheibe verhindert ebenfalls zu starke Hitzeentwicklung und schützt das Sieb vor Verklebungen.
Du kannst das Räucherwerk so lange aufliegen lassen, wie dir der Duft angenehm ist oder das Räucherwerk Duft abgibt – ganz wie du magst.

4. **Passende Räucherstoffe für deine Chakren-Räucherungen:**

- **Wurzelchakra:**
  Alantwurzel, Nelkenblüten, schwarzer und weißer Copal, Vetiver, Kampfer, Myrrhe, Guggul, Zeder, Rosmarin
- **Sakralchakra:**
  Vanille, Styrax, Benzoe Siam, Angelikawurzel, Myrrhe, Alantwurzel, Weihrauch Oman
- **Solarplexuschakra:**
  Benzoe Siam, Gartensalbei und/oder weißer Salbei, Kamillenblüten, Zimtblüten, Melisse, Sandarak, Fichtenharz, Zirbe (Holz, Nadeln, Harz)
- **Herzchakra:**
  Rosenblüten, Alantwurzel, Styrax, Weißdornbeeren und/oder -blüten, Kardamom, Süßgras (auch bekannt unter Mariengras, Duftgras), Sternanis
- **Halschakra:**
  Gartensalbei, Lavendelblüten, Lorbeerblätter, Alantwurzel, Bernstein, Mastix
- **Stirnchakra:**
  Jasminblüten, Mastix (oder Sandarak oder Dammar), Veilchenwurzel, Pfefferminze, Wacholder (Beeren, Nadeln, Holz)
- **Kronenchakra:**
  Weißer Copal, Palo Santo, Rosenblüten

Faustregel zur Herstellung von Räuchermischungen:
Nimm von Kräutern, Blüten, Hölzern, Nadeln immer ¾ der Gesamtmenge, von Harzen nur ¼. Nelkenblüten und Kampfer nur als Prise.

MEDITATION ZUR HARMONISIERUNG DEINER CHAKREN

Unsere Chakren können blockiert oder gestört sein. Dadurch kann sich dein Energiefluss verändern und du fühlst dich vielleicht ausgelaugt, müde oder gestresst. Mit Hilfe von Meditation, die sich bewusst auf deine Chakren konzentriert, können sich die Blockaden lösen und die Chakren wieder in eine Balance kommen, die Energieströme können wieder fließen. Die folgende Chakren-Meditation dauert etwa 20 Minuten und du kannst sie täglich in deinen Alltag einbauen.
Begib dich zunächst an einen Ort, an dem du ungestört bist, und nimm eine aufrechte Sitzposition ein. Du kannst dich entweder auf einen Stuhl oder auf eine Decke am Boden setzen. Achte darauf, dass deine Wirbelsäule gerade aufgerichtet ist. Lege nun deine Hände in den Schoß und lass deine Handflächen nach oben zeigen. Schließe deine Augen und lenke deine Aufmerksamkeit auf deinen Körper. Nimm ganz bewusst wahr, wie sich dein Brustkorb beim Ein- und Ausatmen langsam hebt und senkt. Verweile einen Moment in diesem Zustand.

Lenke dann deine Aufmerksamkeit auf das Wurzelchakra, das sich in der Nähe deines Kreuzbeins befindet. Atme nun ganz bewusst in diesen Bereich deines Körpers und stelle dir vor, wie du alle Verspannungen und Blockaden mit jedem Ausatmen loslässt. Alles, was sich angestaut und dich in deiner Stabilität gehindert hat, lässt du nun nach außen strömen. Stelle dir vor, wie rotes Licht durch deinen Beckenbereich fließt und sich langsam in dir ausbreitet. Stelle dir vor, wie rotes Licht aus der Erde zu dir und in dich strömt. Je mehr Licht durch dich hindurchfließt, desto mehr fühlst du eine innere Ruhe und Geborgenheit.
Nun wandere nach oben zu deinem Sakralchakra, das sich in der Nähe deines Bauchnabels befindet. Du kannst deine Hand auf deinen Bauch legen und dir einen orangefarbenen Lichtstrahl vorstellen, der sich beim Einatmen ganz sanft in deinem Bauchbereich ausbreitet. Das Licht wärmt dein Inneres und strahlt in deinen gesamten Körper. Wenn du das warme Gefühl in deinem Bauch spürst, kannst du weiter nach oben zu deinem Solarplexuschakra wandern. Fokussiere dich auf dein Sonnengeflecht und lass dabei gelbes

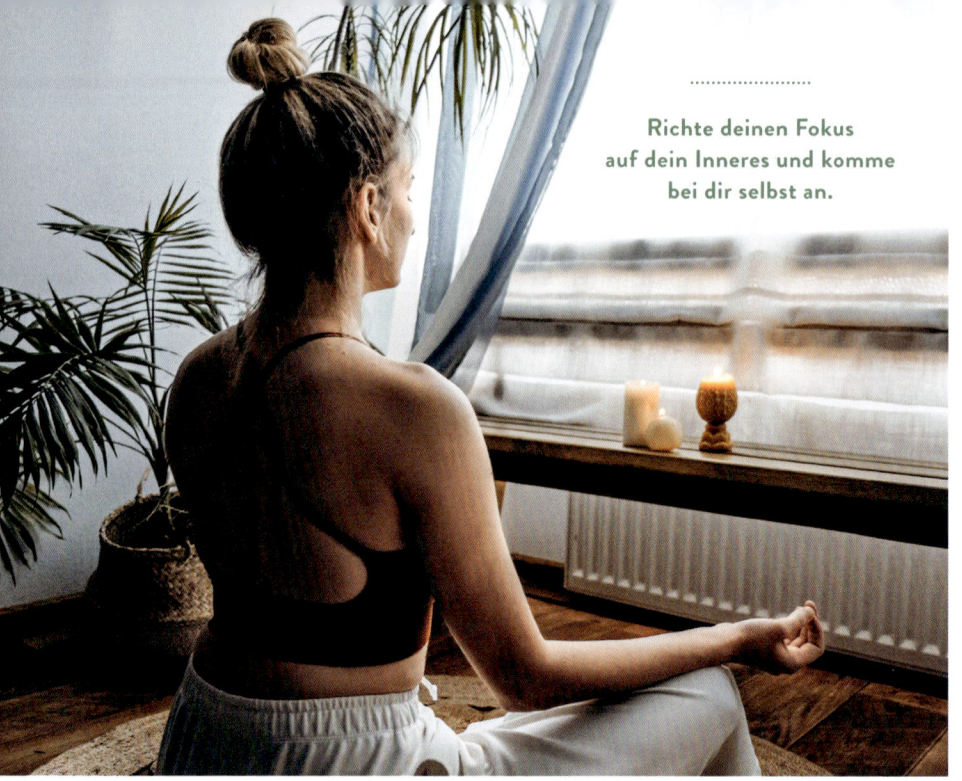

> Richte deinen Fokus
> auf dein Inneres und komme
> bei dir selbst an.

Licht hineinströmen. Du spürst, wie dich eine angenehme Wärme, wie Sonnenlicht, ummantelt. Spüre, wie eine innere Kraft in dir aufsteigt und deinen Körper energetisiert.

Bringe dann deine Aufmerksamkeit zu deinem Herzchakra. Beobachte die Gefühle und Emotionen, die vielleicht in dir aufkommen, und nimm wahr, wie sich dein Brustkorb bei jedem Atemzug hebt und senkt. Registriere deinen Herzschlag und lass grünes Licht in deinen Brustbereich strömen. Spüre, wie sich das grüne Licht immer mehr in deiner Mitte verteilt und sich dein Herz dadurch mehr und mehr öffnet. Du kannst die Verbindung zu deinem Inneren spüren.

Nun lass deine Aufmerksamkeit noch etwas weiter nach oben gleiten – zu deinem Halschakra. Dort stellst du dir vor, wie blaues Licht deinen Hals durchströmt und dich klarer werden lässt. Blockaden, die dich in deiner Kommunikation gestört haben, dürfen jetzt aufgelöst werden. Du spürst, wie sich dieser Bereich deines Körpers weitet und dich innerlich stärker werden lässt.

Nun lenkst du deine Aufmerksamkeit auf den Bereich zwischen deinen Augenbrauen, auf dein Stirnchakra. Stelle dir violettes Licht vor, das sich langsam über deine Stirn ausbreitet. Nimm die kühle, klare Energie dieses Lichts wahr und spüre, wie sich Verspannungen und Blockaden in dir lösen. Wenn dein Geist zur Ruhe gekommen ist und du dich klar und kraftvoll fühlst, wandere mit deiner Aufmerksamkeit zu deinem Scheitelpunkt, dem Kronenchakra. Stelle dir vor, wie helles, weißes Licht durch deinen Scheitel in dich hineinfließt. Vielleicht kannst du die Energie des Universums, die dich umgibt, wahrnehmen. Spüre noch einen Augenblick nach und nimm die in dir aufkommende Stille und den Frieden wahr.

Lass abschließend warmes, goldgelbes Licht von oben nach unten durch deinen ganzen Körper und deine Chakren fließen. Spüre, wie du dich immer kraftvoller und in dir selbst ruhender fühlst. Spüre noch ein paar Minuten nach und verweile in deiner eigenen Kraft.

HERZCHAKRA-MEDITATION AUS DEM KUNDALINI YOGA

Setze dich bequem auf eine weiche Matte oder Matratze am Boden oder aber auf einen Stuhl und richte deine Wirbelsäule auf. Versuche, deinen Brustkorb nach vorne hin zu weiten. Dabei ziehst du deine Schultern ein wenig nach hinten unten, sodass sich dein Brustkorb gut öffnen kann. Lenke nun ganz achtsam deine Aufmerksamkeit auf die Mitte deines Brustkorbs – auf dein Herzchakra. Du kannst es dir wie ein Energiezentrum vorstellen, das in deine gesamte Brustmitte ausstrahlt. Lass deinen Atem in deiner Vorstellung nun durch dieses Herzzentrum fließen und spüre, wie sich dein Brustkorb immer weiter sanft öffnet. Du kannst dir visuell auch eine grüne, leuchtende Kugel als Herzchakra vorstellen.

Das Herzchakra steht für das Element Luft und kann deine inneren Blockaden und Belastungen aufwirbeln und nach außen transportieren. Stelle dir nun vor, wie die grüne, leuchtende Kugel alles Störende aus deinem Inneren aufnimmt und es durch deine Atmung nach außen strömen lässt. Wie ein Wirbelwind, der einmal kräftig durch deinen Körper weht. Spüre, wie deine inneren Blockaden weniger werden und du von Gefühlen der Leichtigkeit, Freiheit und Offenheit und Flexibilität durchflutet wirst. Dein Herz kann sich nun immer weiter ausdehnen und deine Herzensverbindung zu dir selbst darf sich stärken. Fühle in dich hinein und spüre, wie sich eine angenehme Ruhe und Entspannung in dir ausbreitet. Lass deinen Atem durch dein Herzchakra fließen und atme weiter ruhig und entspannt. Genieße noch ein paar Minuten diesen Zustand und kehre dann langsam wieder in deinen Alltag zurück.

ÄTHERISCHE ÖLE FÜR DIE CHAKREN

Bei seelischen und körperlichen Beschwerden können dir ausgewählte ätherische Öle dabei helfen, Blockaden innerhalb deiner Chakren aufzulösen, und dich dadurch wieder in deine eigene Mitte und Balance bringen.

Muladhara Chakra – Wurzelchakra
Um dich mit der Erde zu verbinden und um dich selbst zu stabilisieren, eignen sich ätherische Öle wie Zypresse, Ingwer, Eichenmoos, Angelikawurzel und Vetiver. Das ursprünglich aus Asien kommende Süßgras Vetiver ist ein sehr wirkungsvolles Öl, das durch seinen erdig schweren, balsamischen Duft inneren Halt und Struktur gibt. Es kann dir dabei helfen, dich zu erden und dein Urvertrauen zu stärken.

Swadhisthana Chakra – Sakralchakra
Um deine eigene Sinnlichkeit, Sexualität, Schöpferkraft, frei fließende Emotionen und vitale Energie zu stärken, empfehlen sich anregende, würzige und fruchtige Öle wie Orange, Fenchel süß, Gewürznelke, Kardamom, Jasmin, Tonka und Ylang-Ylang. Gerade Yasmin ist ein sehr sinnlicher Duft, der durch sein einnehmendes und ummantelndes Wesen Ängste und innere Anspannungen lösen kann.

Manipura Chakra – Solarplexuschakra
Hier sitzen dein Selbstvertrauen und deine persönliche Kraft. In diesem Chakra werden Stimmungslagen und Gefühle verarbeitet. Um dein eigenes Ich zu stärken, empfehlen sich zum einen aktivierende und würzige Düfte wie Ingwer, Muskat, Zimt, Rosmarin, Nelke, Kampfer oder Salbei und zum anderen beruhigende, ausgleichende Düfte wie Lavendel, römische Kamille und Melisse.

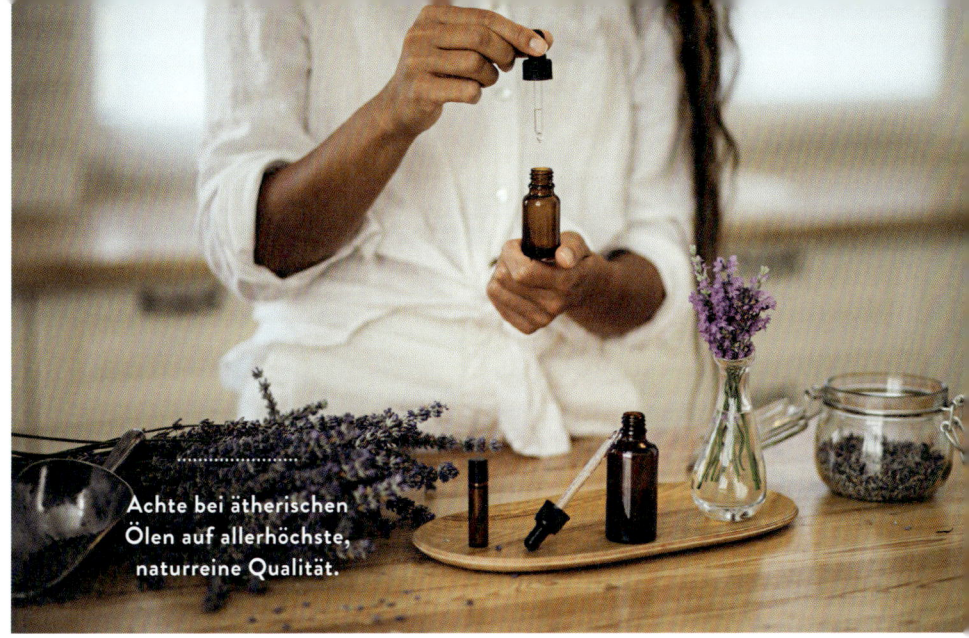

Achte bei ätherischen Ölen auf allerhöchste, naturreine Qualität.

Anahata Chakra – Herzchakra
In diesem Chakra dreht sich alles um die Entwicklung von Liebe, Selbstliebe, Akzeptanz und Harmonie. In deinem Herzchakra findest du die Quelle der Heilung und die Steuerung deines Immunsystems. Gerade das ätherische Öl der Rose wird mit der reinen Liebe in Verbindung gebracht. Ebenfalls wohltuend sind blumige Düfte wie Jasmin, Iriswurzel, Davana, Tuberose oder Rosengeranie. Aber auch die frische Bergamotte und der entspannende Lavendel können dir helfen, dein Herzchakra für die Liebe zu öffnen.

Vishuddha Chakra – Halschakra
Wenn du dich in deiner Kommunikation und in deinem Ausdruck von Gedanken und Gefühlen blockiert fühlst, können dir frische ätherische Öle wie Bergamotte, Kampfer, Niaouli, Eukalyptus und Grapefruit helfen, dich wieder in deine Balance zu bringen. Das ätherische Öl der Kiefer hat eine stark reinigende und stärkende Wirkung. Es kann dir dabei helfen, Ballast loszulassen und dich von unangenehmen Dingen abzugrenzen.

Ajna Chakra – Stirnchakra
Hier ist der Sitz deiner Intuition und deiner inneren Weisheit. Ein offenes Stirnchakra bringt dich zu ganzheitlicher Erkenntnis und fördert dein eige-

nes Bewusstsein. Bergamotte-Öl wird eine stimmungsaufhellende und lichtbringende Energie nachgesagt. Es bringt quasi Licht ins Dunkel und kann dir dabei helfen, Ängste loszulassen. Auch die ätherischen Öle von Eukalyptus, Muskatellersalbei, Schafgarbe, Kamille blau und Wacholderbeere können dir helfen, dein drittes Auge zu öffnen und deinen Geist zu klären.

Sahasrara Chakra – Kronenchakra
Dein Kronenchakra steht für deine Anbindung an das Göttliche, an die geistige und spirituelle Welt. Hier eigenen sich spirituelle Düfte wie Weihrauch, Sandelholz, Styrax und Myrrhe. Gerade Weihrauch wirkt besonders reinigend und wohltuend für deinen Geist.

Anwendung der Düfte
Trage die Düfte entweder direkt auf dein jeweiliges Chakra auf und lass sie dort ihre wohltuende Wirkungen entfalten. Du kannst sie aber auch auf deinen Pulsschlag an deinen Handgelenken, hinter deinen Ohren oder auf die Schläfen geben. Folge deinem inneren Impuls, was sich in diesem Moment gut für dich anfühlt.

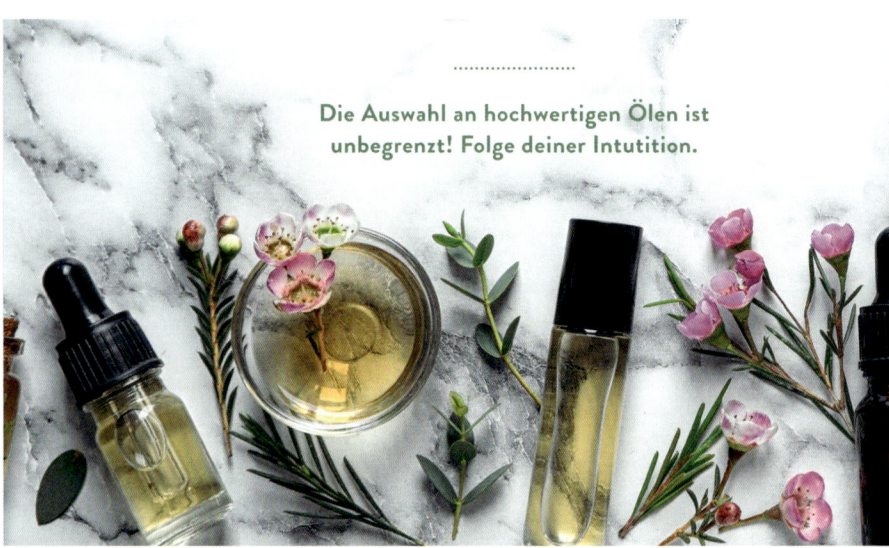

Die Auswahl an hochwertigen Ölen ist unbegrenzt! Folge deiner Intutition.

ACHTSAME KÖRPERABRÄUCHERUNG FÜR DIE AURA

Im Alltag nehmen wir vieles auf, was im Grunde nichts mit uns zu tun hat und uns doch beeinflusst. Diese Energien und Schwingungen können sich in unserem Körperumfeld, der Aura, anreichern. Kommen weitere persönliche Belastungen hinzu, kann es sein, dass wir uns müde und erschöpft fühlen oder sogar krank werden.

Um dem vorzubeugen, ist es wichtig, den eigenen Körper immer wieder abzuräuchern. Damit tust du nicht nur dir selbst Gutes, sondern auch den Menschen in deiner Umgebung. Denn der Effekt ist deutlich spürbar: Nach einer Körperabräucherung fühlst du dich leicht, gelassen, entspannt und du hast das Gefühl, wieder ganz in deiner Mitte zu sein, ganz bei dir zu sein. Belastendes konnte sich durch Rauch und Duft vielleicht ganz auflösen oder ist zumindest in weitere Ferne gerückt, sodass es dich nicht mehr unmittelbar beeinflusst und deine Stimmung negativ formen kann.

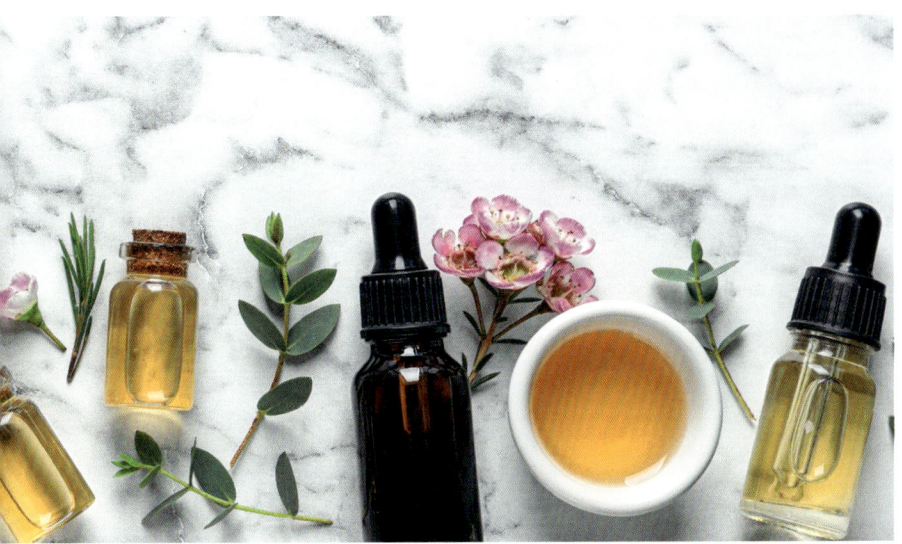

Anleitung zur Körperabräucherung

**Sorge dafür, dass du die nächsten 10–15 Minuten ungestört bist.
Suche dir eine Musik mit einer Frequenz von 432 Hz aus.**

1. Mit einem Räucherstab:
Entzünde deinen Räucherkräuterstab, den du vielleicht im Sommer selbst gemacht hast, oder nimm einen Räucherstab aus weißem Salbei. Dieser ist enorm reinigend und sorgt dafür, dass sich schwere und unangenehme Energien, die sich in deinem Körperumfeld angesammelt haben, auflösen. Wenn du nicht ganz so viel Zeit hast, dann räuchere nur die nackten Fußsohlen, Knöchel und Hände ab. Das allein hat schon einen enormen Effekt, denn Hände und Füße sind sehr sensible Körperglieder, mit denen wir viel wahrnehmen. Während du dich so abräucherst, öffne das Fenster, damit alles, was sich löst, gleich ins Freie abziehen kann.
Wenn du etwas mehr Zeit hast, dann führe den Räucherstab an deinem ganzen Körper entlang: an deinen Beinen, deinem Rumpf, deinem Hals, deinem Gesicht. Versuche, den Rauch an jedes Körperteil zu leiten. Führe den Stab, wenn möglich, auch an deinen Rücken, damit auch die Wirbelsäule etwas vom Rauch abbekommt.
Im Idealfall machst du anschließend einen kleinen Spaziergang, um dich selbst »auszulüften« und alles noch Anhaftende loszuwerden. Alternativ kannst du dich auch unter die Dusche stellen und mit einer Handvoll Salz einreiben und dann abduschen. Nimm diese zusätzlichen Hinweise als Inspiration. Sowohl Spaziergang als auch Salzdusche sind nicht zwingend erforderlich, um die ganze Wirkung einer Körperabräucherung zu spüren. Wenn du jedoch ausreichend Zeit und Muße hast und dich besonders

achtsam um dich selbst kümmern möchtest, kann ich dir diese beiden achtsamen Abschlüsse der Abräucherung nur empfehlen.

2. Über einer Räucherschale mit Kohle:
Entzünde dir in einer Räucherschale 2–3 Räucherkohlen und lege dir eine reinigende Mischung auf. Diese kann aus Lavendel, Kampfer, Beifuß, Wacholder, Birkenrinde und Dammar oder Sandarak bestehen. Sobald die Kohle ganz durchgeglüht ist, legst du die Mischung auf und stellst dich direkt über die Räucherschale. Der Rauch sollte schön an deinem ganzen Körper entlangziehen können. Eventuell kannst du ihn mit einer Räucherfeder an dich heranfächeln. Nimm die Schale nach ein paar Minuten in eine Hand, halte sie an die Handinnenfläche der anderen Hand und lass den Rauch an deinem Arm entlangziehen, bis in die Achselhöhle. Fächle den Rauch zusätzlich an deinen Bauch, dein Herz und deinen Hals. Du kannst beide Methoden der Körperabräucherung sehr gut alleine machen. Wenn dir jemand dabei hilft, kannst du dich natürlich noch etwas mehr entspannen und die andere Person kann auch jeden Winkel deines Körpers mit Rauch umhüllen. Im Anhang findest du zudem Videoanleitungen zur Körperabräucherung.

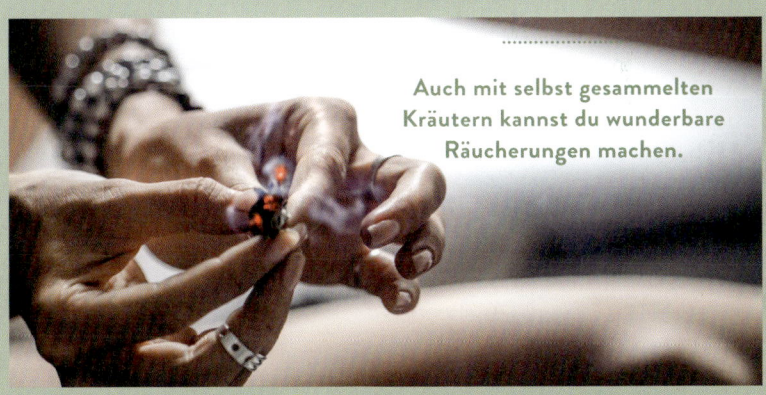

Auch mit selbst gesammelten Kräutern kannst du wunderbare Räucherungen machen.

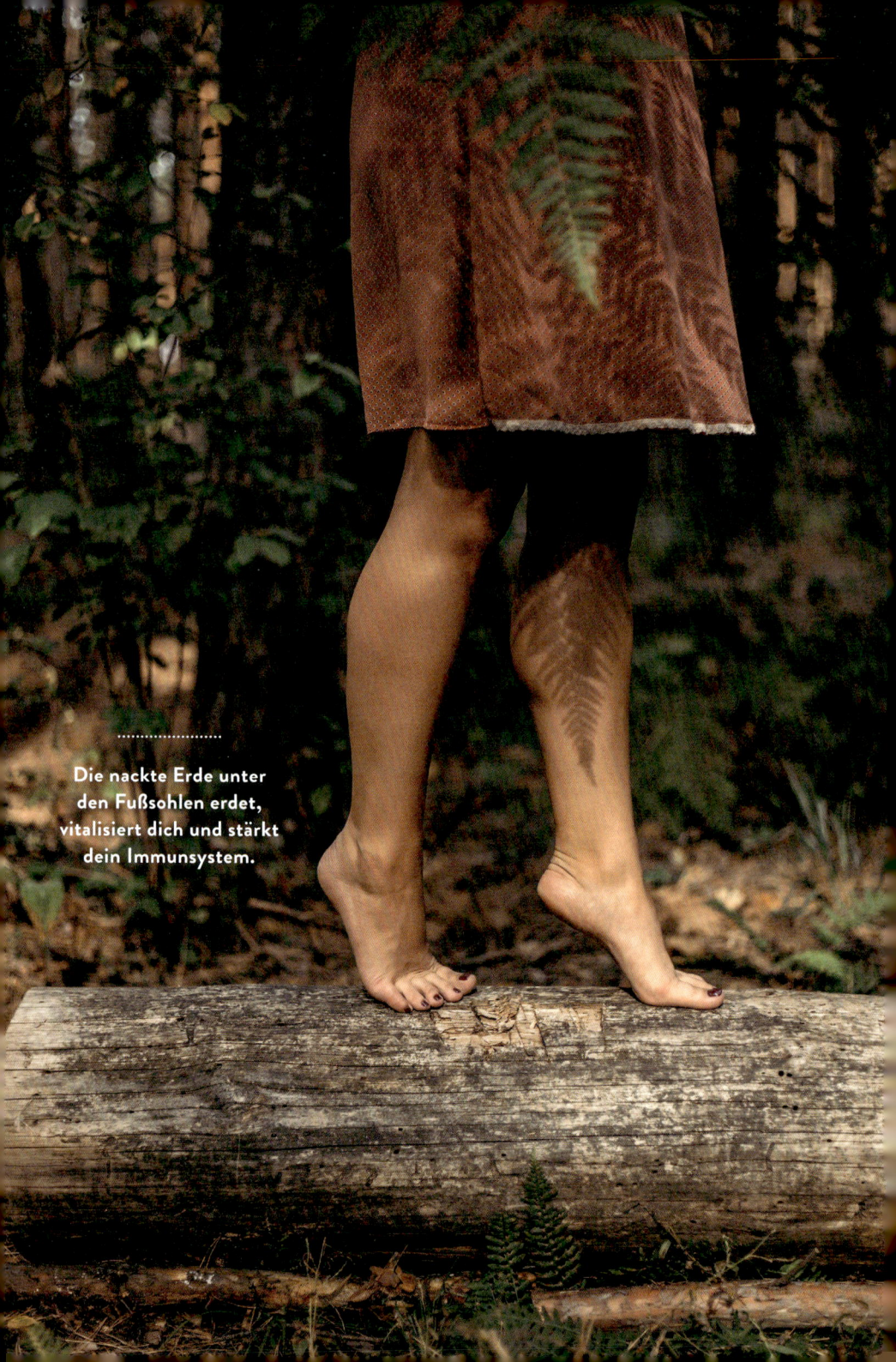

Die nackte Erde unter den Fußsohlen erdet, vitalisiert dich und stärkt dein Immunsystem.

ACHTSAME BARFUSS-GEHMEDITATION

Hast du dich schon mal mit Barfußgehen beschäftigt? Das ist eine ganz wunderbare Methode, um unmittelbar ins Hier und Jetzt zu kommen und gleichzeitig deine Achtsamkeit zu schulen. Denn unachtsam barfuß gehen kann schnell unangenehme Folgen haben.

Suche dir eine schöne Wiese, einen weichen Waldboden oder eine Fläche mit Moos. Ziehe Schuhe und Socken aus, und rein geht's ins barfüßige Vergnügen! Beginne damit, deine Füße bei jedem Schritt wirklich sehr langsam und behutsam aufzusetzen. Achte darauf, ob du zuerst die Ferse oder den vorderen Ballen und den Mittelfuß aufsetzt. Was spürst du genau unter deinen Fußsohlen? Ist es weich, hart, uneben, leicht kratzig oder sanft wie Seide? Wie fühlt sich die Temperatur an? Versuche, zwischen 10 und 15 Minuten auf diese Weise barfuß zu gehen. Du kannst auch deine Atmung integrieren: Zähle bei der Einatmung auf vier, halte kurz inne und zähle wieder auf vier.

Mit der Zeit wirst du dich steigern können und bald schon eine halbe oder Dreiviertelstunde barfuß gehen können. Durch die Fokussierung auf das bewusste und achtsame Gehen entspannt sich dein Geist, dem rotierenden Gedankenkarussell wird ganz schnell ein Stopp gesetzt. Nach dem Barfußgehen bist du erfrischt und fühlst dich richtig vital! Und nicht nur das: Du hast dich gleichzeitig geerdet! Denn durch den direkten Kontakt deiner Fußsohlen mit dem Erdboden nimmst du die wohltuende Schwingung der Erde auf und spürst die Kraft von Mutter Erde in dir. Das bringt Körper und Geist in Harmonie und kann sogar Heilungsprozesse anregen. Zudem hast du echt was Gutes für deine Füße getan: Keine einengenden Schuhe, keine dicken Sohlen unter den Füßen — etwas Besseres für deine Fußgesundheit gibt es nicht.

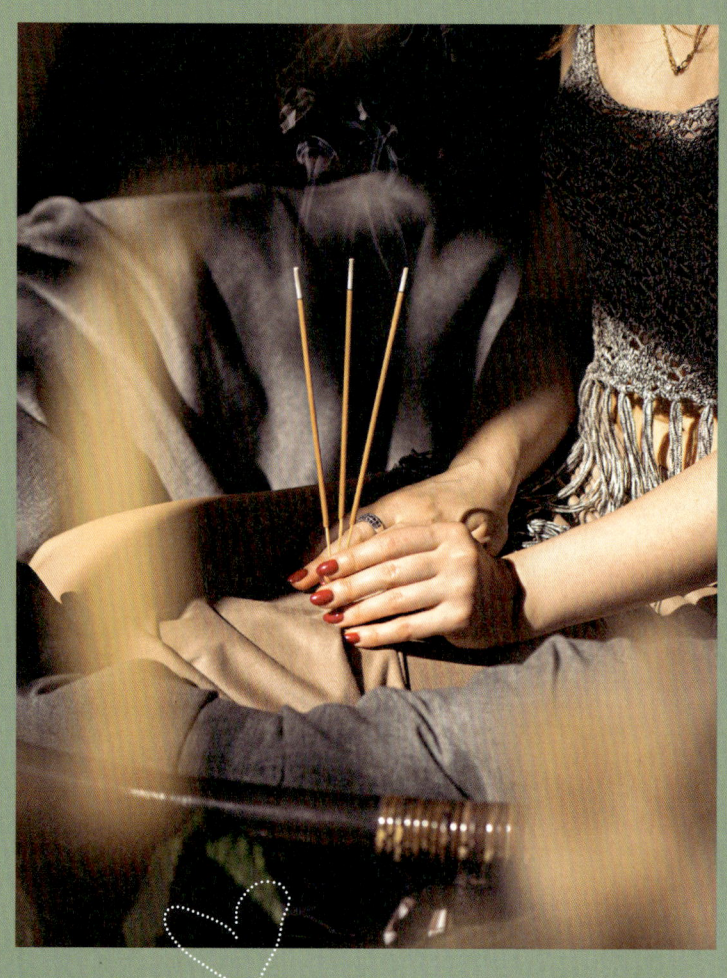

Nimm dir
immer wieder Zeit für
kleine Rituale.

Rituale für mehr Achtsamkeit

Du kannst Achtsamkeit in viele Bereiche deines alltäglichen Lebens integrieren. Sei es durch das Essen, welches du täglich zu dir nimmst, beim Reisen oder auch beim Gestalten deines persönlichen Wohlfühlortes. Lass dich von den Jahreszeiten und der Lehre über die vier Elemente inspirieren – wohltuende Räuchermischungen, die dir wertvolle Impulse für das ganze Jahr geben, Achtsamkeitsrituale für deine seelische Balance und Inspirationen, wie du mit dir selbst in Einklang gelangen kannst.

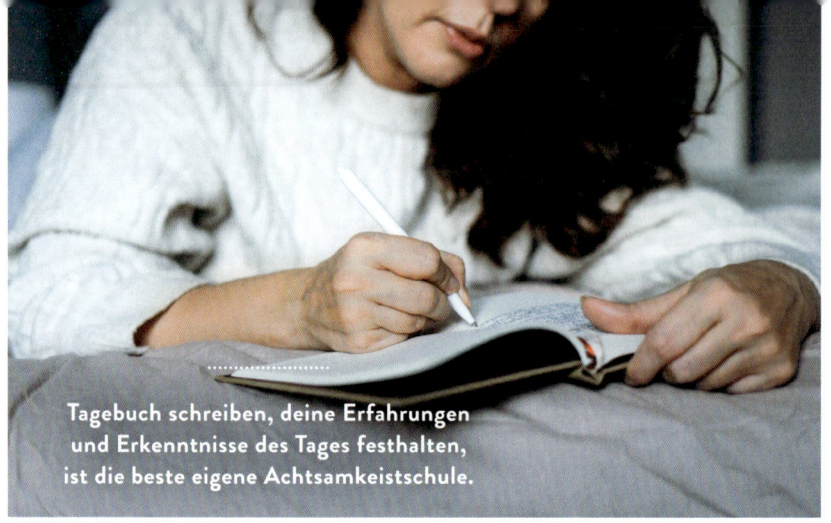

Tagebuch schreiben, deine Erfahrungen und Erkenntnisse des Tages festhalten, ist die beste eigene Achtsamkeitschule.

WIE ACHTSAME RITUALE DEINEN ALLTAG VERÄNDERN

Du kannst Achtsamkeitsrituale ganz einfach in deinen Alltag einbauen, und schon nach kurzer Zeit wirst du merken, wie sich die ersten Gewohnheiten, Einstellungen oder auch Verhaltensweisen verändern.

Unser Alltag ist geprägt von Stress und Hektik. Das fängt oftmals schon am Morgen an, wenn man noch im Bett die To-do-Liste für den Tag durchgeht, und wird im Laufe des Tages leider nicht besser, wenn man von einem Termin zum nächsten hetzt. Versuche, deinen Morgen ganz bewusst zu beginnen, so, wie wir es bereits in den letzten Kapiteln beschrieben haben. Du kennst sicher das Sprichwort, dass man »mit dem falschen Fuß aufgestanden« ist. Da ist tatsächlich etwas dran. So, wie du deinen Tag startest, wird er auch verlaufen. Versuche dich also schon beim Aufwachen beziehungsweise Aufstehen in Achtsamkeit zu üben. Bleibe nach dem Aufwachen noch einen Moment liegen und spüre in deinen Körper hinein. Wie fühlt er sich heute an? Was sendet er dir für Signale? Sei ganz bewusst in diesem einen Augenblick und verweile für ein paar Minuten darin. Du kannst dieses Ritual auch mit dem Schreiben eines Traumtagebuchs verknüpfen. Lege dir ein kleines Buch zu, in dem du jeden Morgen deine Träume aufschreibst. Achte dabei auch auf Kleinigkeiten, die dir in den Sinn kommen, und schreibe deine körperlichen Empfindungen und Emotionen auf.

WIE DICH EIN ACHTSAMKEITS-TAGEBUCH UNTERSTÜTZEN KANN

Neben einem Traumtagebuch kannst du auch ein Achtsamkeitstagebuch führen. Notiere dir Gedanken, Gefühle und Empfindungen, die du im Laufe des Tages wahrnimmst. So kannst du immer wieder innehalten und bekommst einen Einblick in die Dinge, die du erlebst und vor allem in die Gefühle, die diese Situationen in dir auslösen. Dabei schulst du gleichzeitig deine Sinne. Wenn du am Morgen zur Arbeit musst oder du auf dem Weg zum Einkaufen bist, dann achte ganz bewusst auf deinen Gang. Nimm den Untergrund, auf dem du läufst, wahr. Wie fühlen sich deine Füße auf dem Asphalt, dem Gras oder Kies an? In welchem Takt läufst du? Versuche, deine Ferse und anschließend die Zehen vollständig auf dem Boden abzurollen. Was spürst du und wie verändert sich dein Körper dabei? Du kannst deinen Fokus auch auf anderes legen: Welche Gerüche und Geräusche nimmst du beispielsweise wahr? Du kannst deine Sinne natürlich auch in anderen Momenten deines Tages trainieren: beim Essen, beim Warten an der Ampel, beim Schlangestehen an der Kasse.

Achtsamkeitstipps

- Starte deinen Tag ganz bewusst und ohne Zeitstress.
- Führe ein Achtsamkeits- und Traumtagebuch.
- Versuche, achtsam zu gehen.
- Trainiere deine Sinne.
- Beobachte deinen Atem.
- Sei dankbar für jeden Augenblick.

WIE DICH POSITIVE GLAUBENS-SÄTZE UNTERSTÜTZEN KÖNNEN

In unserer heutigen Gesellschaft ist es leider oftmals so, dass wir von negativen Glaubenssätzen geprägt werden. Diese bekommen wir schon früh durch unser Umfeld, unsere Familie oder durch Freunde vermittelt, und sie können in uns vielfältige negative Gefühle auslösen, die sich auf unser gesamtes Leben auswirken können. Nimm dir mal etwas Zeit und gehe in dich: Welche Glaubenssätze prägen deine Ansichten und Gefühle, welche Verhaltensmuster, die daraus entstanden sind, bestimmen deinen Alltag? Befreie dich von deinen negativen Glaubenssätzen und schaffe neuen Raum für dein eigenes Bewusstsein.

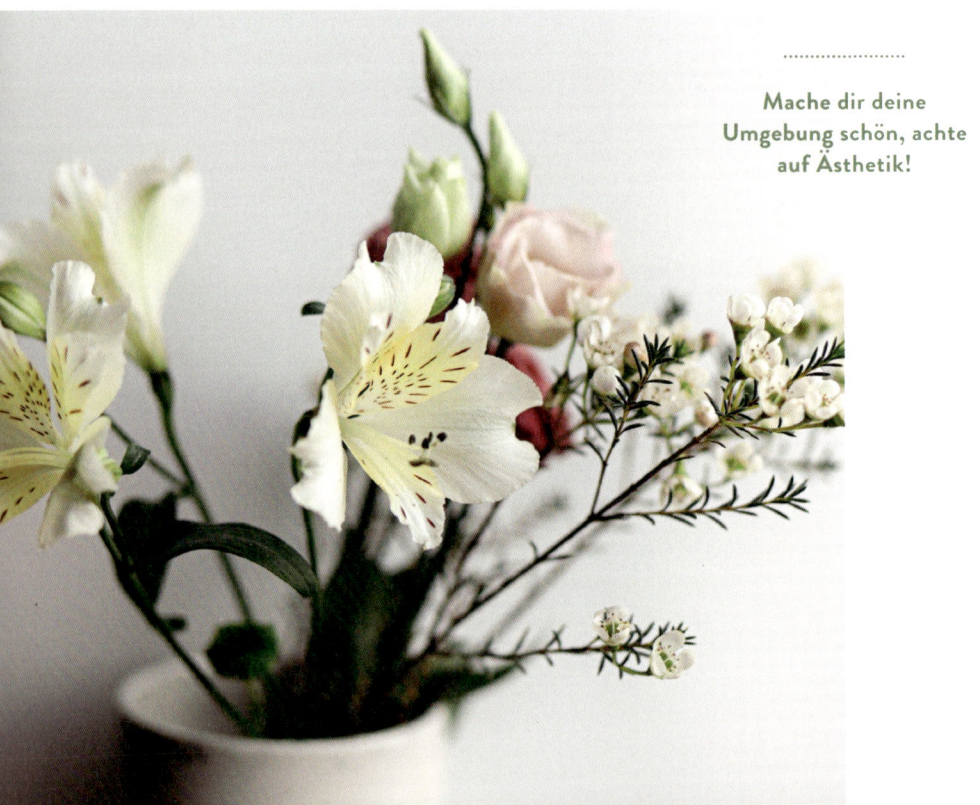

Mache dir deine Umgebung schön, achte auf Ästhetik!

Glaubenssätze verwandeln

Nimm dir einen Moment Zeit und höre in dich hinein, welche Sätze tief in dir vergraben sind. Das können Sätze sein wie:
- „Ich kann das nicht."
- „Ich bin nicht gut genug."
- „Andere können das besser als ich."
- „Ich muss das alleine schaffen."
- „Ich werde nicht geliebt."
- „Ich darf nicht traurig/wütend/verärgert sein."

Notiere diese Sätze, die in dir aufkommen, und formuliere sie ins Positive um. Zum Beispiel:
- „Ich bin genauso gut wie andere."
- „Ich kann die Dinge genauso gut wie andere."
- „Ich werde geliebt."
- „Ich bin wertvoll."
- „Ich darf Fehler machen und um Hilfe bitten."

Vermeide bei den neuen Glaubenssätzen das angehängte Wort „aber", formuliere deine Sätze vollkommen positiv:

_____

_____

_____

_____

SLOW TRAVEL – ACHTSAMES REISEN

Vielleicht träumst du von fernen Zielen, von Abenteuern und neuen Eindrücken. Du musst aber nicht immer in die weite Ferne reisen, um Bereicherndes zu erleben. Sicherlich gibt es auch in deiner Umgebung viele schöne Orte, die du noch nicht kennst. Manchmal nehmen wir gerade das, was vor uns liegt, kaum wahr. Du musst nicht in ein anderes Land fliegen und dort Berge besteigen. Schau doch mal, welche Ziele du mit wenig zeitlichem Aufwand auch mit dem Zug erreichen kannst. Oder mache mal eine mehrtägige Radtour an einen schönen See. Denn nachhaltiges Reisen beinhaltet, dass sich die Urlaubsziele in der Nähe befinden und du sie mit Bus und Bahn erreichen kannst. Fliegen ist und bleibt ein großer Klimakiller. Vielleicht schaffst du es ab und an, auf alternative Fortbewegungsmittel zurückzugreifen. Wenn du nicht auf Flugreisen verzichten möchtest, dann mache lieber einen langen Urlaub statt häufige Kurztrips. So kannst du Flugreisen einsparen.

Achtsames Reisen bedeutet auch, dass du nicht alle Sehenswürdigkeiten und Orte der Welt bereist haben musst. Manchmal genügt es, sich auf den Moment zu fokussieren und diesen mit aller Intensität zu genießen. Verabschiede dich von dem Gedanken, dass du etwas verpassen könntest, sondern nimm diesen Moment voll und ganz wahr. Es müssen nicht immer Selbstfindungsreisen nach Bali oder ein Cluburlaub auf den Malediven sein, womöglich noch all inclusive. Schon ein Streifzug durch die Natur, um dich von unbekannten Entdeckungen überraschen zu lassen, kann bereichernd sein.

»Warum in die Ferne schweifen?
Sieh, das Gute liegt so nah.«

Johann Wolfgang von Goethe

Natürlich ist es verlockend, in den Flieger einzusteigen und wenige Stunden später in einer vollkommen anderen Welt auszusteigen beziehungsweise anzukommen. Für unseren Körper und Geist kann das aber auch Unruhe und Stress bedeuten. Mit Slow Travel reist du langsamer, in einem ruhigen Tempo. Du kannst dich an neue Umgebungen, Landschaften und Eindrücke anpassen und kannst dich ganz bewusst auf deine Reise einlassen. Für deinen Geist bedeutet das, dass er sich langsam auf die Veränderungen einstellen kann, und diese Ruhe des langsamen Reisens wird sich auch auf dich übertragen. Deswegen sei dir bewusst: Es ist Zeit, dass wir auch Dinge wie Reisen mit Achtsamkeit verknüpfen und unser bisheriges Verhalten kritisch prüfen und gegebenenfalls eben auch verändern. Achtsames Reisen ist ein Teil von achtsamem Leben.

Tipps für einen achtsamen Urlaub

- Suche dir kleine, privat geführte Unterkünfte statt all-inclusive-Hotelburgen.
- Unterstütze kleine, regionale Cafés und Restaurants und meide die großen internationalen Ketten.
- Versuche, Flugreisen zu reduzieren. Du musst nicht immer in die Ferne reisen, entdecke doch mal das eigene Land oder die nähere Umgebung. Und egal ob Kurztrip oder auch längere Reise: Das Bus- und Bahnnetz ist ziemlich gut ausgebaut und du lernst auf dieser Reise bestimmt auch interessante Menschen kennen.

SLOW FOOD – ACHTSAMES ESSEN

Auch bei Lebensmitteln und unserer Nahrungsaufnahme spielt Achtsamkeit eine große Rolle. Achte darauf, welche Lebensmittel du einkaufst und wo du sie einkaufst. Welche Qualität haben die Lebensmittel? Müssen es im Winter Tomaten sein oder schmeckt in dieser Jahreszeit vielleicht auch das Knollengemüse? Schenke auch der Zubereitung deiner Gerichte mehr Aufmerksamkeit, genieße jeden Bissen deines Essens und nimm die einzelnen Geschmackskomponenten wahr. Vielleicht magst du vor dem Essen auch kurz innehalten und dich für dieses Gericht bedanken oder dir einen kleinen Segensspruch aufsagen. Wenn du achtsam mit deinem Körper umgehst, wirst du auch die Signale erkennen, die er dir sendet. Welche Lebensmittel tun dir jetzt gerade gut, welche braucht dein Körper vielleicht sogar, um gesund zu sein? Frage dich auch mal, »Woher kommt dieser Apfel? Welche Aromen nehme ich wahr? Wer hat den Apfelbaum wohl angebaut und die Äpfel geerntet?« Sei dir bewusst, dass es nicht selbstverständlich ist, dass du einen reichlich gefüllten Teller vor dir stehen hast.

Tipps für Slow Food

- Kaufe deine Lebensmittel regional und saisonal.
- Unterstütze Biobauern in deiner Umgebung.
- Kaufe unverpackt oder verzichte zumindest auf in Plastik Verpacktes.
- Genieße dein Essen ganz bewusst mit all deinen Sinnen.
- Bereite deine Speisen schonend zu.
- Versuche, immer mehr Produkte zu kaufen, die nachhaltig produziert werden.

Wie du achtsamer essen kannst

- Konzentriere dich beim Essen auf dich selbst und versuche, deinen Körper als Partner wahrzunehmen.
- Versuche intuitiv Nahrungsmittel auszuwählen, die dein Körper gerade benötigt.
- Genieße dein Essen. Das fängt schon bei der Zubereitung deiner Speisen an.
- Bereite dein Essen nicht nach Nährwerttabellen oder Diätratgebern zu. Iss bewusst das, was dein Körper möchte.

Je achtsamer du wirst, desto mehr wirst du auch die Schönheit in den kleinen Dingen des Lebens bemerken. Du wirst erstaunt erkennen können, von welchen Schätzen du umgeben bist. Sobald sich dein Geist von all den antrainierten Bewertungen und Vorurteilen verabschiedet hat, wirst du viel klarer sehen und Mensch und Umwelt in ihrer ganzen Schönheit erkennen.

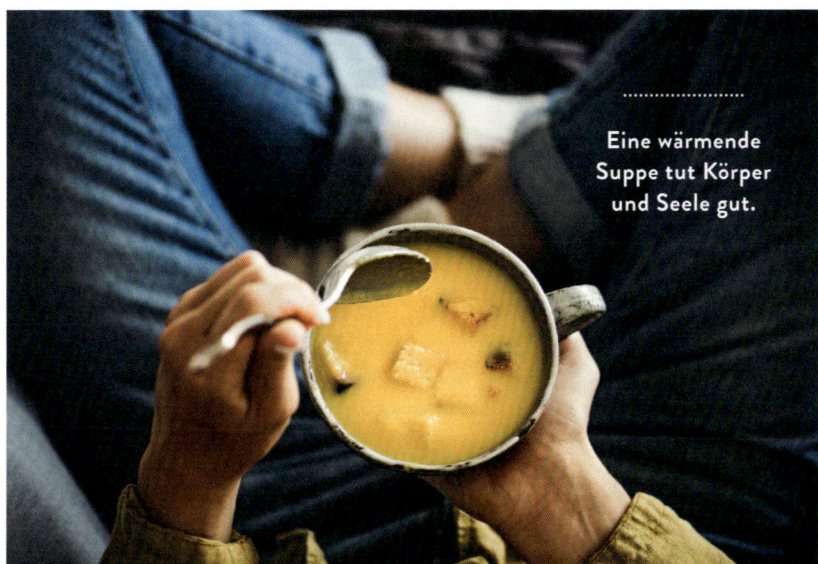

Eine wärmende Suppe tut Körper und Seele gut.

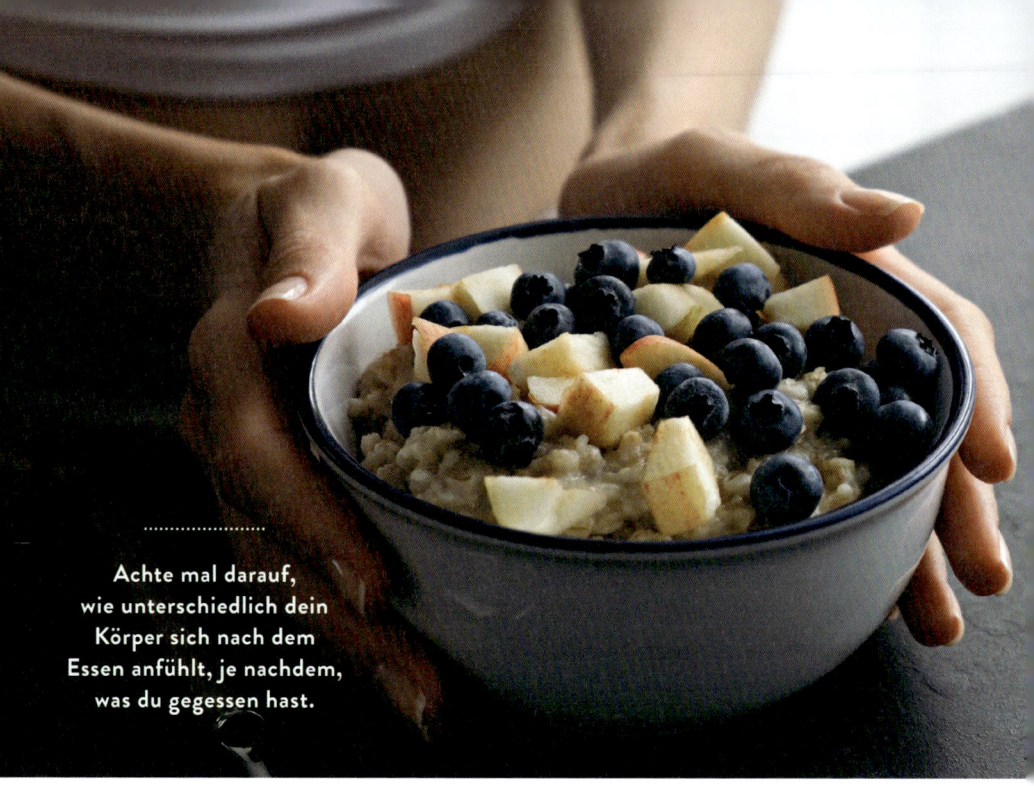

Achte mal darauf, wie unterschiedlich dein Körper sich nach dem Essen anfühlt, je nachdem, was du gegessen hast.

Achtsamkeit beim Essen hilft dir, deinen Körper besser zu verstehen. So kannst du bewusst auf die Signale eingehen, die dir dein Körper übermitteln will. Du kannst spüren, wenn du keinen Hunger hast oder wenn dein Sättigungslevel erreicht ist. Anders als beim emotionalen Essen hörst du beim intuitiven und achtsamen Essen auf, wenn du satt bist. Du nimmst die Zeichen deines Körpers bewusst wahr. Du brauchst keine Regeln oder Beschränkungen und musst dich nicht in ständigem Verzicht üben. Dein Selbstvertrauen kann dadurch gestärkt werden und du kannst dich vital und fit fühlen. Genieße dein Essen mit all deinen Sinnen und zelebriere deine tägliche Nahrungsaufnahme. Lass dir Zeit beim Kochen, richte dein Essen liebevoll an und schaffe eine entspannte Atmosphäre. Versuche jeden Bissen deiner Nahrung zu schmecken und schärfe auf diese Weise deine Sinne. Frage dich: »Was schmecke ich? Was rieche ich? Wie fühlt sich der Bissen auf meinem Gaumen an?« Sei achtsam, wenn du isst, und iss nicht zwischen Tür und Angel. Lass Essen zu einer bewussten Tätigkeit werden und lenke dich nicht parallel mit anderen Dingen ab.

SLOW LIVING – ACHTSAMES WOHNEN

Mittlerweile ist Achtsamkeit auch im Lebensbereich Wohnen angekommen. Mindful living, auch slow living genannt, ist die Entschleunigung im Wohnen und Leben. Hierbei dreht sich alles um eine bewusste Wohnumgebung, die dir hilft, deinen Alltag zu entschleunigen und deinen vier Wänden Kraft und Energie zu verleihen. Vielleicht ist es dir schon mal so gegangen: Du warst das erste Mal bei Freunden zu Besuch, betrittst die Wohnung und fühlst dich irgendwie unwohl, ein ungutes Gefühl macht sich in dir breit. Manchmal lässt sich ganz eindeutig ausmachen, woher dieses Gefühl kommt, beispielsweise an einer kühlen oder ungemütlichen Einrichtung, an einem wilden Durcheinander in der Wohnung oder an fehlenden Lichtquellen und Zimmerpflanzen.

Es kommt aber auch vor, dass wir gar nicht richtig sagen können, warum wir uns in dieser Umgebung nicht wohlfühlen. Dann ist es die Energie, die unser Körper und unser Geist aufnehmen und die ganz unterbewusst dieses ungute Gefühl in uns auslöst. Die Umgebung strahlt sozusagen negative Energie aus. Das liegt daran, dass die Umgebung, in der wir uns aufhalten, unsere inneren Gefühle und Gedanken aufnehmen und abspeichern kann. Kommst du also in ein Haus, in dem viel geweint oder gestritten wird, kann das ein negatives Gefühl in dir auslösen, weil du diese negativen Schwingungen und Stimmungen direkt spürst. Das gilt aber auch für das Gegenteil: Bist du in einer Umgebung, in der viel gelacht wird, in der es fröhlich und entspannt zugeht, dann wirkt sich das auf die Wohnumgebung und die Stimmung der Personen aus. Und was für die Wohnungen von anderen Personen gilt, gilt natürlich auch für deine eigenen vier Wände. Je achtsamer du in deinem Leben wirst und je mehr Lebensfreude du entwickelst, desto mehr verändert sich etwas in deiner Wohnumgebung. Achte auf dein Hab und Gut, mache es dir gemütlich, schaffe mit deiner Wohnung einen Wohlfühlort.
Begrüße deine Wohnräume und dein Büro täglich mit den Worten: »Möge Harmonie und Frieden in diesen Räumen sein!«

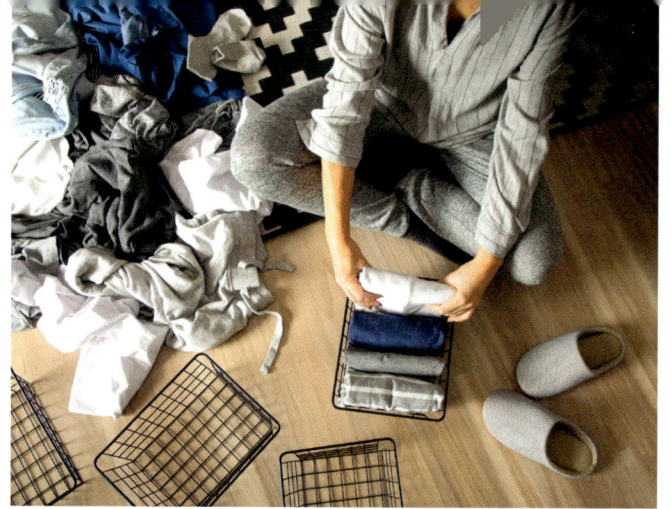

Die Disziplin für Ordnung wird belohnt, du wirst dich freier und leichter fühlen.

ORDNUNG SCHAFFT LEICHTIGKEIT

Achtsames Wohnen fängt im Grunde damit an, sich von Altem zu trennen, vor allem dann, wenn es unter Umständen mit negativen Gefühlen verbunden ist. Aber nicht nur Altes kann aussortiert werden, es geht auch darum, allgemein Ordnung zu schaffen und sich auch von Unnötigem zu trennen. Fange in einem Zimmer an und arbeite dich dann Zimmer für Zimmer oder Wohnbereich für Wohnbereich voran. Du kannst zum Beispiel bei deinem Kleiderschrank beginnen. Sortiere deine Kleidung beispielsweise nach Farbe, nach Stil, Gelegenheiten oder Sommer- und Wintermode. Sortiere mindestens einmal im Jahr komplett aus – nicht nur den Kleiderschrank. Kleidungsstücke, die du schon lange nicht mehr getragen hast, kannst du beispielsweise verkehrt herum mit dem Bügel in den Schrank hängen. Hängt der Bügel nach Monaten immer noch falsch herum im Schrank, hast du das Kleidungsstück wohl nicht getragen und solltest dich davon trennen. Andere Dinge, die du so gut wie nie benutzt, kannst du auch in Kisten verräumen. So kannst du sie an einem geeigneten Ort verstauen und eine Weile warten, ob du sie vermisst oder doch zwischendurch gebraucht hast. Wenn du die Dinge nach Monaten nicht verwendet hast, kannst du sie auf dem Flohmarkt verkaufen, sie verschenken oder einem Sozialkaufhaus spenden. Bei dem Gedanken, dass es jemand anderem noch Freude bereiten könnte, fällt es oft sogar leicht, sich von dem einen oder anderen Stück zu trennen.

Bereits beim Kauf ein gutes Maß an Achtsamkeit an den Tag zu legen, ist natürlich die Königsdisziplin. Beschränke dich auf das Wesentliche und stelle dir beim Einkauf folgende Fragen: »Brauche ich das wirklich? Würde ich es denn überhaupt anziehen? Kaufe ich es nur, weil es mir gerade nicht gut geht und ich eine andere Befriedigung benötige? Wo und wie wurde es produziert? Kann und will ich das überhaupt unterstützen?« Es muss nicht das hundertste Windlicht, die zehnte Duftkerze oder das x-te Shirt sein. Brauche Dinge erst auf, bevor du sie neu kaufst. So ersparst du dir unnötige Spaß- oder Frusteinkäufe, die dir im Grunde nichts nutzen und wenn nur kurzfristige Freude und Befriedigung bringen.

Wie auch in Bezug auf das Thema Reisen oder Lebensmittel tragen kritische Fragen zu einer immer tiefer gehenden Form der Achtsamkeit bei. All das wird dir helfen, mehr Struktur und Ordnung in deinen Wohnraum zu bringen. Sobald du etwas Übung bekommen hast, wird dir das Aufräumen und Ausmisten immer leichter fallen und auch Spaß machen. Du wirst dich mit jedem Gegenstand, den du nicht mehr benötigst und aussortierst, freier fühlen.

Lass die Leichtigkeit in deine Wohnumgebung einziehen. Auch wenn etwas weniger Gegenstände in deinem Haushalt übrigbleiben, muss deine Wohnumgebung nicht kahl oder gar ungemütlich wirken. Lass dich von Einrichtungsideen wie Hygge, Lagom oder Wabi Sabi inspirieren. Mit ein paar wenigen, aber hochwertigen Kerzen aus Bienenwachs vom regionalen Imker, kuscheligen Kissen und Decken vom Kunsthandwerkermarkt in deiner Umgebung kannst du direkt eine gemütliche Wohnatmosphäre schaffen. Achte stets auf die Qualität der Produkte. Es gibt mittlerweile eine Reihe von Anbietern, die nachhaltig und unter fairen Bedingungen produzieren. Mit natürlichen Produkten wie Korb, Holz, Leinen und Baumwolle und sanften Farbtönen kannst du ganz leicht eine natürliche und heimelige Wohnatmosphäre schaffen. Bedenke außerdem: Wenn deine Einrichtungs- und Dekogegenstände aus deiner Region stammen, vielleicht sogar von Hand gemacht sind, verankerst du die Schwingung und Energie von Heimat in deinem Wohnraum. Das sorgt für eine zusätzliche Verwurzelung, wodurch die Räume immer mehr zu einem Ort der Stabilität, Kraft und guten Energie für dich werden. Auch Lichtquellen haben einen großen Einfluss auf dein Wohlbefinden. Gedämpftes, gemütliches Licht und Kerzen sorgen für Entspannung und Wohlfühlatmosphäre.

Das Wichtigste zu Slow Living

- Deine Wohnumgebung wird ordentlicher. Indem du Klarheit in deiner Wohnumgebung schaffst, wird sich dieser Zustand auch auf dein Inneres übertragen und dein Geist kann zur Ruhe kommen.
- Achte darauf, was du tatsächlich für eine schöne Wohnumgebung benötigst. Ganz nach dem Prinzip „mehr Qualität statt Quantität".
- Minimalismus statt Überfluss
- Verwende natürliche Materialien, z. B. Leinen, Baumwolle und Holz.
- Setze auf sanfte Farben, die deinen Geist beruhigen.
- Beschränke dich auf das Wesentliche und die Dinge, die du wirklich benötigst.
- Achte darauf, woher die Dinge kommen und wie sie produziert wurden, welches Transportaufkommen und Verpackungsvolumen dahinterstecken, bis die Ware hier bei uns angeboten werden kann.

EINE REINIGENDE WOHNRAUM-RÄUCHERUNG

Mit einer reinigenden Räucherung lässt du deiner Wohnumgebung besondere Achtsamkeit zuteilwerden. Du wirst das unmittelbar spüren – und auch alle, die zu dir zu Besuch kommen.

Es gibt verschiedene Gründe, weshalb es sinnvoll ist, Räume energetisch, also mit Rauch und Duft, zu reinigen. Ob Krankheit, Streitigkeiten, Trennung, Umzug oder die Rückkehr nach einem Urlaub: Es ist immer angeraten, alte Energien zu neutralisieren und der Veränderung, dem Wandel, dem Neuen Platz zu machen und Vorbereitungen zu treffen.

Räucherungen in den Wohnräumen sollten stets mit Kohle gemacht werden. Der entstehende Rauch hat eine ganz wichtige Bedeutung, denn zusammen mit dem Duft sorgt er dafür, dass sich nieder schwingende, erstarrte Energien auflösen und transformieren beziehungsweise neutralisieren. Auch wenn wir der Bezeichnung »negative Energie« recht häufig begegnen, so ist sie doch nicht ganz korrekt. Im Grunde handelt es sich dabei um Energien, die eine sehr niedere Schwingung haben und die wir in Räumen als »dicke Luft«, als störend und unangenehm empfinden. Mit Hilfe von Duftmolekülen und Rauch werden diese niederen Schwingungen, vereinfacht ausgedrückt, angehoben.

Bevor du mit der Räucherung beginnst, erinnere dich an das, was du bisher schon alles über Achtsamkeit gelesen hast. Nun geht es darum, dich auf deine innere Haltung zu konzentrieren und dich auf das auszurichten, was du tun wirst. Sei dir bewusst, dass du jetzt mit Hilfe des Rauchs und des wunderbaren Pflanzenwerks in Form deiner Räuchermischung für eine neue, reine, frische, klare Atmosphäre sorgen wirst. Bitte leise in Gedanken oder laut mit klaren Worten darum, dass alles, was in deiner Umgebung störend, belastend oder drückend wirkt, sich lösen und transformieren darf.

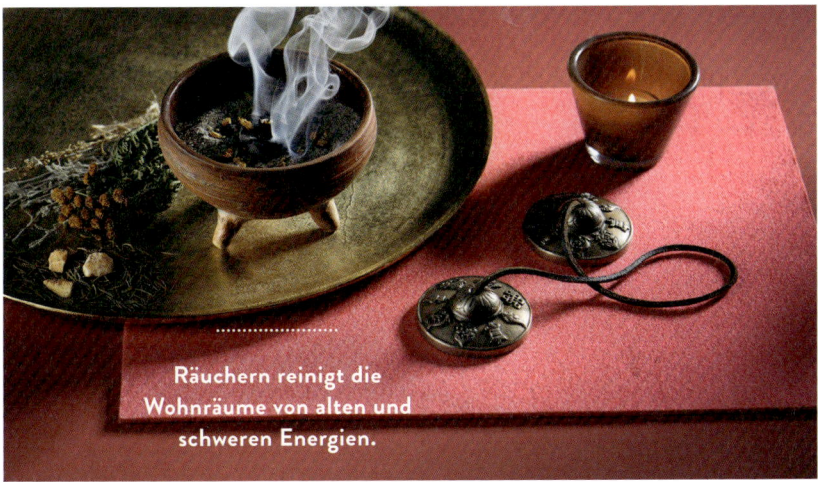

Räuchern reinigt die Wohnräume von alten und schweren Energien.

Anleitung für eine Wohnraum-Räucherung

Die vorbereitenden Tätigkeiten wie Räucherkohle anzünden, dein Räucherwerk mischen, etc. kannst du in der Küche machen. Die Küche ist ein ganz zentraler Ort, da dort der Herd, früher die Feuerstelle, steht. Feuer und die dazugehörige Feuerstelle galten in allen alten Kulturen, in denen geräuchert wurde, als heilig. Zu der Vorbereitung gehört übrigens auch, für die Zeit der Räucherung die Rauchmelder auszuschalten.

1. **Stelle dir an eine zentrale Stelle in deinen Räumen eine Kerze auf,** das kann auf dem Tisch im Esszimmer oder im Wohnraum sein, eine schöne, frische Blüte, einen Bergkristall und vielleicht noch einen spirituellen Gegenstand, der dir wichtig ist. Sobald deine Räucherkohle durchgeglüht ist, gehst du an diesen Platz und zündest die Kerze an. Damit ist dein Reinigungsritual eröffnet. Vertiefe dich nun gedanklich in das, was du vorhast, und bitte um Unterstützung, indem du beispielsweise sagst:
„Meine Absicht ist es, mit dieser Räucherung alle störenden und blockierenden Energien zu neutralisieren. Mögen sie sich jetzt lösen und dorthin gehen, wo sie ihren Ursprung haben, und Frieden finden.

   Ich bitte um Unterstützung von .... *(hier setzt du ein, was dir wichtig ist: meinem Schutzengel, meinen heiligen Ahnen, …).“*

2. **Von deinem kleinen Altar gehst du jetzt zum Haus- oder Wohnungseingang und räucherst hier den Eingangsbereich aus.** Dann gehst du von Zimmer zu Zimmer und räucherst so nach und nach alle Räume aus. Achte darauf, dass du immer eine gute Rauchentwicklung hast. Halte die Fenster vorerst noch geschlossen. Beziehe auch deine Möbel und geerbte oder vom

Flohmarkt erworbene Gegenstände in die Räucherung mit ein. Den Rauch verteilst du mit einer Feder von unten nach oben im Raum. Und vergiss auch die Zimmerecken nicht.

3. **Wenn du ein komplettes Haus ausräucherst, beginnst du im Keller und gehst dann von Stockwerk zu Stockwerk, Zimmer zu Zimmer.** Wenn du im Dachgeschoss angekommen bist, gehst du zurück in die Küche und schließt deine Räucherung ab. Wenn du die Möglichkeit hast, kannst du auch um das Haus herumgehen und die Räucherschale im Garten, auf der Terrasse oder am Hauseingang zum Ausglühen der Kohle stehen lassen. Wenn sie erkaltet ist, kannst du sie in die Gartenerde oder auf den Kompost geben.

4. **Beachte bei der Raumräucherung, dass du stetig Rauch benötigst!** Lege immer etwa ½ TL der Mischung auf die glimmende Kohle. Sobald diese einen „verbrannten" Eindruck macht bzw. nicht mehr raucht, schiebst du die Räucherreste mit der Zange von der Kohle und legst einen weiteren ½ TL nach. Wenn dir die Kohle nicht reicht und sie erlischt, bevor du die Räucherung beendet hast, gehe einfach zurück in die Küche und präpariere dir eine weitere Räucherkohle. Mache dann dort weiter, wo du die Räucherung unterbrochen hast.

5. **Der Rauch wird nun in den Räumen dafür sorgen, dass sich die erstarrten Energiegebilde auflösen.** Vielleicht ist es dir möglich, den Rauch etwa 3–4 Stunden in den Räumen zu belassen. Mache währenddessen beispielsweise einen Spaziergang. Wenn du zurückkommst, lüfte die Wohnräume kräftig, öffne alle Fenster und sorge für Durchzug.

6. **Gib deinen Räumen jetzt etwas Zeit, damit sich die gereinigte, leichte, klare Atmosphäre ausdehnen kann.** Nach ein paar Tagen legst du einen schönen, wohltuenden Duft auf ein Stövchen. Das kann eine Mischung sein, die du sehr gerne hast. Achte aber darauf, dass du keinesfalls buntes, gefärbtes und synthetisch parfümiertes Räucherwerk verwendest. Das wäre vollkommen kontraproduktiv und schadet sowohl dir auch als deinen

Räumen. Wenn du keine Mischung zur Hand hast, schau einfach mal in deinen Gewürzschrank, da findest du sicher Kardamom, Koriander, Zimt und Sternanis. Pulverisiert und gemischt erhältst du eine wunderbare, sinnlich balsamische und herrlich duftende Mischung, die deinen Räumen den letzten Wohlfühl-Schliff gibt!

7. **Bei der Wohnraumräucherung ist deine innere Haltung, deine Ausrichtung, mit der du durch deine Räume gehst, das Wichtigste.**
Konzentriere dich auf das, was du jetzt tust, übe dich darin, ganz im Hier und Jetzt zu sein, lass dich nicht stören. Sei dir bewusst, dass du jetzt für eine neue, reine, frische, klare Atmosphäre sorgst. Lass deine Gedanken, wenn sie abschweifen, immer wieder zu der inneren Bitte zurückkehren, dass alles, was jetzt in deinen Räumen störend, belastend oder drückend wirkt, sich auflösen und seinen Frieden finden möge. Das ist ganz wichtig!

8. **Du kannst diese feinstoffliche reinigende Räucherung wiederholen, wann immer du den Eindruck hast, deine Räume brauchen es.**
Es gibt keine Regel, wie oft eine Raumräucherung stattfinden sollte. Spüre in die Räume, nimm die Atmosphäre wahr, fühle die Energie um dich herum. Deine innere Stimme sagt dir, was deine Räume brauchen. Berufstätigen empfehle ich sehr, unbedingt auch mal das Arbeitszimmer, Besprechungszimmer, Wartezimmer, die Behandlungsräume und Räume mit viel Publikumsverkehr auszuräuchern! Das ist enorm wirkungsvoll!

EINEN PERSÖNLICHEN KRAFTPLATZ SCHAFFEN

Schön ist es auch, wenn du dir zu Hause einen Ort der Ruhe schaffst, an den du dich für achtsame Gedanken zurückziehen kannst. Es muss kein separates Zimmer oder ein komplett abgetrennter Bereich sein. Eine kleine Ecke, die du dir schön gestaltest und die du mit Ruhe und Entspannung verbindest, reicht vollkommen. Du kannst dir diesen Ort zum Beispiel mit Kerzen, Blumen, Kissen, Decken, Bildern, einer Duftlampe oder deinem Räucherwerk ausstatten. Schaffe dir eine gemütliche und heimelige Atmosphäre, in der du dich wohlfühlst. Vielleicht ist das auch der Ort, an dem du deine Achtsamkeitsmeditation oder Yoga praktizierst. Versuche, eine gute Schwingung und Energie an diesen Ort zu bringen. Du kannst ihn mit ausgewählten Kräutern und Essenzen reinigen und durch die Räucherung alte Energien verschwinden lassen und für deine Seelenschwingungen Platz schaffen. Alles, was dich glücklich macht und in dir ein gutes Gefühl auslöst, findet dort seinen Platz. Nun kannst du deinen persönlichen Kraftort immer aufsuchen, wenn du das Bedürfnis dazu hast. Wenn du dich beispielsweise müde und erschöpft fühlst oder du Sorgen und Stress hast. Du kannst dich von diesem Kraftplatz getragen fühlen und dir vorstellen, dass er dich wie ein Kokon sanft ummantelt. Auch in Zeiten, in denen du dich glücklich und zufrieden fühlst, gibt dir dieser Platz zusätzlich Energie und neue Impulse für dein tägliches Leben. Nach kurzer Zeit wirst du wahrnehmen: Sobald du dich dorthin zurückziehst und dich niederlässt, wird sich ein tiefes Gefühl der Ruhe, Entspannung und Losgelöstheit von allen Gedanken einstellen.

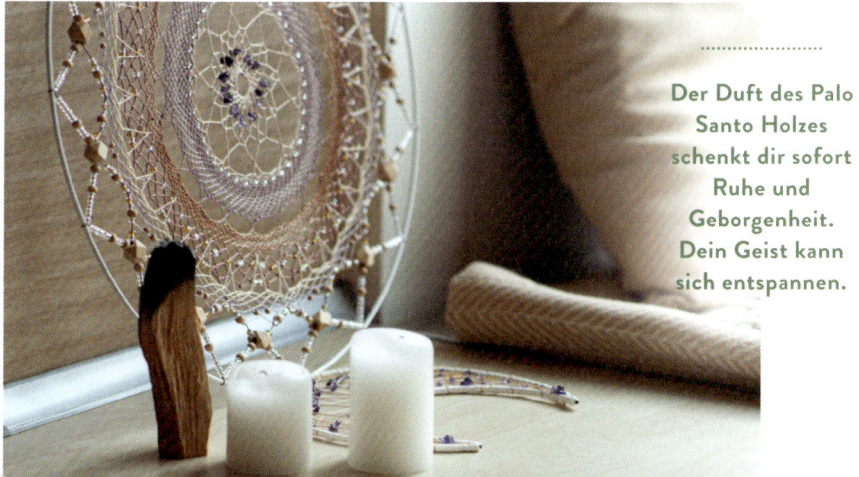

Der Duft des Palo Santo Holzes schenkt dir sofort Ruhe und Geborgenheit. Dein Geist kann sich entspannen.

Räucherstäbchen ja, aber welche?

Diese Räuchermethode hat viele Anhänger, denn sie ist sehr einfach anzuwenden. In der Vielfalt der angebotenen Duftrichtungen geht allerdings oftmals der wichtigste Aspekt unter: Die Qualität.

Wenn du dich für Räucherstäbchen entscheidest, achte unbedingt darauf, dass sie
- nicht gefärbt sind (gilt auch für Räucherkegel),
- keine künstlichen Binde- und Klebemittel enthalten und
- nicht synthetisch parfümiert sind.

Es gibt sehr gute Räucherstäbchen, diese haben allerdings ihren Preis, beispielsweise die in Deutschland von Hand gefertigten oder die japanischen Sorten. Bei ihnen reicht es aber aus, nur 2–3 Zentimeter des kostbaren Räucherwerks abzubrennen, um einen wunderbar wirkungsvollen Duft im Raum zu genießen. Lass also auch hier bei deiner Auswahl Achtsamkeit walten!

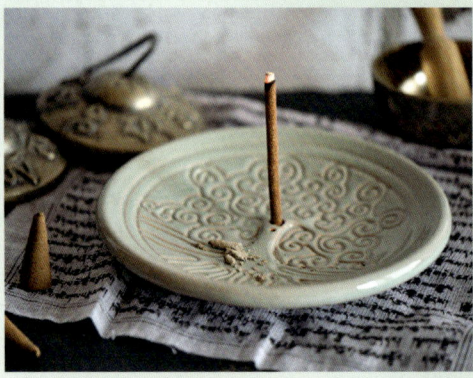

Hochwertige Räucherstäbchen sind wunderbar für eine Auszeit, wenn es mal schnell gehen soll.

EINEN HAUSALTAR GESTALTEN

Na, bist du gerade etwas zusammengezuckt, weil du das Wort Altar gelesen hast und es dich gleich an etwas Kirchliches erinnert hat? Das geht sicher vielen so. Deswegen kommt hier eine kurze Definition des Begriffs »Altar«. Damit ist nämlich lediglich eine Art »erhöhter Tisch« gemeint, was bedeutet, dass da etwas ist, das den Blick auf sich ziehen soll. Ein Altar in der Wohnung ist schlichtweg der Ort, an dem alles gesammelt werden kann, was die eigene spirituelle Ausrichtung symbolisiert. Hier können auch Kräuterbuschen hängen und Räucherwerke bereitstehen.

Was passt auf einen Hausaltar?

- Kerzen (bitte keine künstliche Duftkerze)
- Räucherstäbchen
- ein Herz als Symbol für die Liebe in deinem Leben, beispielsweise aus Stein oder Holz
- ein Heilstein, der dich anspricht oder zu einem aktuellen Thema passt
- eine frische Blume oder Blüte
- ein spiritueller Gegenstand, beispielsweise eine Schutzengel- oder Buddha-Figur
- ein Gegenstand aus der Natur passend zur Jahreszeit, zum Beispiel Tannenzapfen, Kastanien, Moos, etc.
- Orakel- oder Tarotkarten, die du immer wieder gerne zur Hand nimmst und auslegst
- eine Postkarte mit einem schönen Zitat, das dich inspiriert

Wichtig: Was du auf deinem Hausaltar sammelst, muss einzig und allein dir gefallen und für dich stimmig sein. Du brauchst es niemandem zu erklären. Die Gegenstände drücken deine innere Spiritualität aus und helfen dir, dich zu fokussieren und zu sammeln.

ACHTSAM DURCH WOCHE, MONAT UND JAHR

Vielleicht hast du dich beim Lesen dieses Buches immer wieder gefragt, wie du denn nun am besten mit dem Thema Achtsamkeit anfängst. Ganz wichtig ist, dass du dich nicht überforderst oder unter Druck setzt. Du musst selbstverständlich auch nicht alle Lebensbereiche gleichzeitig angehen und gleich der absolute Achtsamkeitsprofi werden. Suche dir Situationen und Gegebenheiten, bei denen du das Gefühl hast, dass du sie ohne großen Aufwand achtsamer gestalten kannst. Mit der Zeit wirst du immer aufmerksamer und achtsamer – ohne dass du es dir konkret vornimmst, es wird sich wie von selbst entwickeln.

Ebenfalls schöne Möglichkeiten, die sich auch mit wunderbaren Festen und kleinen Ritualen zelebrieren lassen, sind die Bedeutungen der Wochentage, Monate und Jahreszeiten beziehungsweise die Jahreskreisfeste.

DIE WOCHENTAGE

Jeder Wochentag hat eine ganz bestimmte Energie und Bedeutung, die auf seiner Namensgebung, den dazugehörigen Planeten und Gottheiten basiert. Das gibt uns Gelegenheit, auf bestimmte Qualitäten zu achten, die im Alltag schnell mal untergehen können, und dem Tag schon morgens eine ganz bestimmte Ausrichtung zu geben.

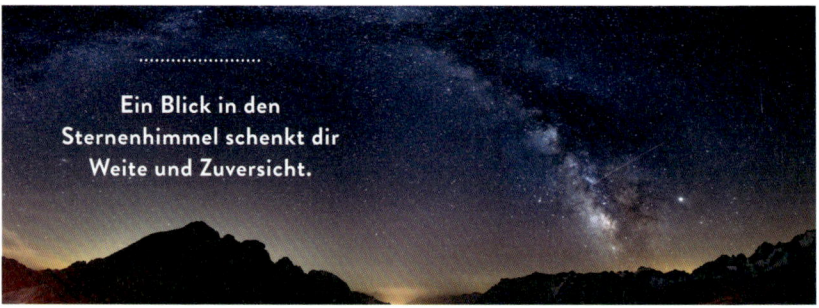

Ein Blick in den Sternenhimmel schenkt dir Weite und Zuversicht.

Dein Fokus der einzelnen Wochentage

Montag: Achte ganz bewusst auf deine Worte, deine Sprache, deine Unterhaltungen und deren Sinngehalt. Der Montag lädt ein, lieber zu schweigen, statt zu plaudern, nur um irgendwas gesagt zu haben!

Dienstag: Achte auf deine Handlungen. Sie sollen sorgfältig geprüft sein, mit deiner inneren Überzeugung übereinstimmen und zum Wohle aller sein. Niemandem auf die Nerven gehen ist die Devise des Dienstags.

Mittwoch: Verliere dich nicht im Außen und vermeide Hektik, Unruhe und Stress. Richte dich bei dem, was heute ansteht, danach aus, dass es auch deiner persönlichen Weiterentwicklung dient.

Donnerstag: Finde heute die Balance zwischen Herausforderungen, hüte dich aber auch vor Überforderung. Nimm deine Kräfte und deren Grenzen bewusst wahr. Überlege dir auch, wo du deine persönlichen, geistigen und spirituellen Grenzen erweitern kannst.

Freitag: Frage dich heute, wenn du auf die letzten Tage zurückblickst, was du lernen durftest, auch wenn es vielleicht eine unangenehme Situation oder Begebenheit war.

Samstag: Achte auf deine Gedanken, höre deinen Mitmenschen bewusst zu und beobachte, was das Gehörte in dir auslöst. Mache dir klar, was dich veranlasst, in bestimmten Mustern zu denken: „Was liegt diesem Gedanken zugrunde? Wieso denke ich auf diese Art und Weise darüber … ?"

Sonntag: Nutze den Sonntag, um die Woche nochmals Revue passieren zu lassen, und reflektiere deinen aktuellen Lebensweg. Was ist dir widerfahren, was hast du gelernt, stimmt das Gelernte mit deinen inneren Gefühlen überein? Wo möchtest du vielleicht etwas ändern?

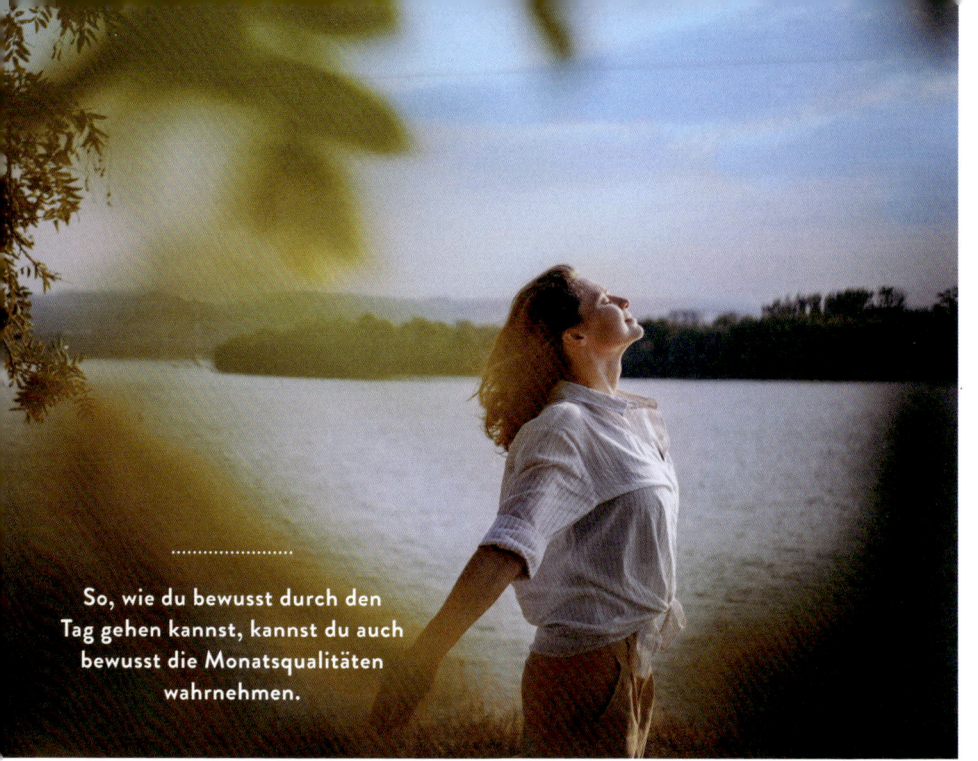

So, wie du bewusst durch den Tag gehen kannst, kannst du auch bewusst die Monatsqualitäten wahrnehmen.

DIE MONATE

Ein bewusster Blick auf die Bedeutung und Qualität der Monate lässt dich vielleicht staunen. Denn da entdecken wir einiges mehr als »Ahhh, der Frühling kommt ...« oder »Uhhh ... schon wieder kalt und Winter!« Denn jeder Monat bietet Impulse und Inspirationen, um unser Achtsamkeitsspektrum und unsere Wahrnehmung zu erweitern.

Januar: Der Januar blickt in zwei Richtungen: Das alte Jahr ist gerade vorüber, das neue hat gerade begonnen. Dazu passend hat der Monat seinen Namen vom römischen Gott Janus, der Gott des Endes und des Neubeginns. Der Winter hat noch alles fest im Griff. Uns ist nach einem gemütlichen, hyggen Zuhause. Die Natur ist noch im Ruhemodus, zumindest auf der Erdoberfläche. So viel Ruhe und Stille wie jetzt bei einem winterlichen Spaziergang im Wald begegnet uns sonst nie im Jahr. Es gilt, im neuen Jahr anzukommen und es der Natur gleichzutun: Kräfte sammeln für das, was in den nächsten Monaten ansteht.

Februar: Die Tage können noch ganz schön kalt sein, aber der Winter bekommt »Gegenwind«, die Sonne nimmt an Wärme zu. Jetzt beginnt auch das Fasnachtstreiben, hinter dem sich ursprünglich alte Rituale zum Austreiben des Winters und zum Erwecken der Erdkraft verbergen. Denn der Februar ist eine Wendezeit in der Qualität der Natur. Die ersten Knospen zeigen sich. Wir bereiten uns auf den Frühling vor. Erneuerung auf allen Ebenen – geistig, körperlich, seelisch – wird jetzt begünstigt.

März: Der Winter verliert immer mehr an Kraft, der Frühling lässt sich nicht mehr aufhalten. Deswegen symbolisiert dieser Monat das endgültige Aufwachen der Erde aus dem Winterschlaf und die Wiederkehr allen Lebens in der Natur. Sehr schön zeigt uns jetzt die Natur, dass Energie und Tatendrang immer aus einer Phase der Regeneration und des Kräftesammelns entstehen. Im März strebt alles aus den in den Wurzeln gespeicherten Kraftreserven nach oben zum Licht der Sonne.

April: Die Phase des Wachsens geht weiter. Was sich bereits durch die Erdoberfläche gearbeitet hat, dehnt sich nun weiter aus und öffnet sich. An vielen Pflanzen sind schon neue Triebe zu erkennen, sie laben sich an wichtigen Nährstoffen und geben alles, um sich in wenigen Wochen in ihrer ganzen Pracht und Fülle zu zeigen.

Mai: Sein Beiname »Wonnemonat« sagt eigentlich alles. Unser Auge erfreut sich im Mai an den unterschiedlichsten Grüntönen und der immer bunter werdenden Blütenpracht. Wir nehmen jetzt deutlich wahr, dass die Tage länger geworden sind. Das übermütige Balzverhalten in der Vogelwelt scheint sich auf die Menschen zu übertragen. Uns ist nach Gemeinschaft, Geselligkeit, Leidenschaft, Beziehung, Erotik.

Juni: Der Sonnenstand erreicht im Juni seinen Zenit und viele Pflanzen haben den Höhepunkt von Wachstum, Ausdehnung und Blütenstand erreicht. Das Leben in der Natur hat sich nach dem winterlichen Innehalten jetzt vollständig ins Außen ergossen. Die größtmögliche Entfaltung ist erreicht. Wir nehmen sie auch noch im Juli wahr, aber die Natur leitet dann bereits einen erneuten Umschwung ein.

Juli: Auch wenn die Tage schon wieder kürzer werden, haben uns Hitze und Wassermangel ganz schön im Griff. Das lässt Flora und Fauna manchmal etwas erschöpft erscheinen. Denn die Natur verbraucht jetzt all ihre Kraft, um die Früchte reifen zu lassen und die Samen für den nächsten Lebenszyklus auszubilden.

August: Noch kann es richtig heiß sein, morgens und abends wird es aber schon kühler. Viele Erntearbeiten stehen an. Gärtner und Selbstversorger freuen sich über eigenes Gemüse und Obst. Im Vergleich zum Frühjahr ist im Außen nicht mehr viel Bewegung. Die Hitze bringt oft eine eigenartige Ruhe und Stille über die Landschaft, als würde auch die Natur angesichts sengender Hitzeperioden alle Anstrengung vermeiden wollen.

September: Der Sommer zieht sich nun deutlich zurück. Mit einem grandiosen Leuchten von innen und einem geradezu feierlichen Stolz verabschieden sich Pflanzen, Bäume, Sträucher ... Dieses bunte Aufglühen des Goldenen Herbstes leitet ihren Sterbeprozess ein. Die Pflanzen machen sich bereit. Gleichzeitig sorgen sie für den nächsten Lebenszyklus, indem die Samen zur vollen Reife kommen, zu Boden fallen und über den Winter Kraft sammeln, um im Frühjahr auszutreiben.

Oktober: Wir sind nun mitten im Übergang zwischen äußerer Buntheit und dem bevorstehenden kompletten Rückzug der Natur und der damit verbundenen farblosen Kargheit. Nebel kommt auf, die Tage sind deutlich kürzer geworden. Die Sonne verliert immer mehr an Kraft, die Winterkleidung wird aus den Schränken geholt. Diese Zeitqualität symbolisiert sehr klar, wie sich Wendepunkte zeigen: Altes ist noch nicht ganz abgeschlossen, das Neue ist erst noch am Entstehen.

November: Die Aktivitäten in der Natur sind zum Stillstand gekommen. Die Bäume sind kahl, die Temperaturen kühl, das Wetter unbeständig, oft auch nasskalt. Kein anderer Monat führt uns Rückzug, Stillstand und Abschied so deutlich vor Augen, wie es der November tut. Das Leben spielt sich jetzt in einem Bereich ab, der für uns unsichtbar ist, nämlich unter der Erdoberfläche.

Dezember: Lange, dunkle Nächte, eisige Temperaturen, Kälte, die in die Knochen kriecht, und eine karge Natur prägen die Dezembertage ... Die Sonne ist auf ihrem tiefsten Stand, das Leben in der Natur ist zum Stillstand gekommen. Die mit Advent, Weihnachten und Silvester verbundenen Aktivitäten können eine ganz schöne Herausforderung für die Achtsamkeitspraxis sein!

Einen jahreszeitlichen Platz arrangieren

Zusätzlich, oder in deinem Kraftplatz integriert, kannst du dir eine kleine Fläche reservieren, die du jahreszeitlich gestaltest.

- Verzichte dabei auf billiges, aus minderwertigen Materialien hergestelltes Dekozeug.
- Gehe in die Natur und schaue, ob du ein paar schöne Naturmaterialien findest, die die aktuelle Jahreszeit symbolisieren. Das können im Herbst Tannenzapfen, Moos und Kastanien sein und im Frühjahr die ersten Veilchen und Schlüsselblumen.
- Wähle bewusst eine schöne Kerze. Vielleicht findest du eine Bienenwachskerze von einem Imker aus deiner Region. Dann hast du einen ganz besonderen, regionalen Schatz bei dir zu Hause, der Verwurzelung, Nähe und Heimat symbolisiert.

Indem du diese Gegenstände auf deinem Platz arrangierst, steigert sich auch deine Achtsamkeit gegenüber den Veränderungen in der Natur im Jahreslauf. Du wirst sehen, wie dich ein Blick auf die Gegenstände oder eine kleine Meditation an diesem Platz schnell entspannen und dich wieder mehr mit der Natur verbinden.

Deine Inspirationen für monatliche Achtsamkeit

Januar: Mache alles ganz langsam. Nimm dir mehr Zeit für Alltagsroutinen. Du kannst dir zum Beispiel mal die Zähne in Zeitlupe putzen oder deinen Tee oder Kaffee morgens in slow motion zubereiten. Du wirst überrascht sein, wie sich das in dir auswirkt. Lies oder probiere dich mal in kreativen Dingen wie malen, zeichnen, schreiben oder Gedichte formulieren aus. Nimm ein Wohlfühlbad. Mache Bürstenmassagen und öle deine Körper hinterher ein. Du kannst dir jetzt Gedanken machen, ob du deinen Stoffwechsel im Frühjahr mit einer Entgiftungskur anregen möchtest.

Februar: Verzichte mal auf schwarzen Tee, Kaffee und Alkohol. Widme diesen Monat einer vielfältigen Kräutertee-Auswahl und beginne den Start in den Tag mit einem heißen, frisch gepressten Zitronenwasser! Das wird dir dein Körper das ganze Jahr hindurch mit einem stabilen Immunsystem danken. Suche dir eine Atemübung aus, die du den ganzen Monat jeden Morgen machst, zum Beispiel „Die Kraft des doppelten Atems": Balle deine Hände ganz leicht zu Fäusten, winkle deine Arme an und hebe sie so an, dass deine Ellbogen auf Schulterhöhe sind. Deine Fäuste liegen locker auf deinem Brustkorb. Mit einem ersten Atemzug weitest du deine angewinkelten Arme so, dass sich deine Schulterblätter zusammenziehen und dein sich Brustkorb dehnt. Atme noch nicht aus, sondern noch weiter tief ein. Mit diesem doppelten Atemzug weitest du deinen gesamten Lungenraum, dabei öffnest du nun deine angewinkelten Arme, sodass sie rechts und links von deinem Körper waagrecht ausgestreckt sind. Danach die Arme sinken lassen, kurz entspannen und gerne 5- bis 10-mal wiederholen.

März: Wie wäre es mit einer Fastenwoche zur Entgiftung? Die jahreszeitliche Qualität unterstützt solche Vorhaben jetzt ideal. Wenn dich das Fasten sehr mitnimmt, schaue beim nächsten Spaziergang nach frischem Löwenzahn und Gänseblümchen, die dir beim Entgiften helfen. Lass dich von den vielen Rezepten, die es für entgiftende Säfte und Detox-Smoothies gibt, inspirieren. Bereits beim Ernten der Kräuter kannst du dich in Achtsamkeit üben, indem du dich bei den Pflanzen bedankst, bevor du sie sammelst. Auch bei der Zubereitung und beim Trinken widmest du dich ganz konzentriert deinem Tun und nimmst bewusst wahr, was du deinem Körper Gutes tust.

April: Spätestens jetzt ist der perfekt Zeitpunkt für eine Barfuß-Gehmeditation im feuchten Gras – ein weiteres Highlight für dein Immunsystem. Du kannst sogar noch eins draufsetzen: Dusche morgens nach Kneipp mit Wechselduschen und ende mit kaltem Wasser. Trockne dich ganz behutsam ab und formuliere währenddessen die Affirmation: „Ich bin die Schöpferin meines Lebens!"

Mai: Merkst du, wie uns der Mai mit verschiedensten Pflanzendüften einhüllt? Richte deine Nase ganz bewusst beim nächsten Spaziergang in die Luft und versuche, die unterschiedlichsten Duftnuancen zu benennen. Zu Hause kannst du diesen Monat nutzen, um alles, was mit künstlichen und synthetischen Duftstoffen versehen ist (beispielsweise deine Körperpflege-Artikel, Putzzeug, Waschmittel), konsequent auszusortieren und durch duftneutrale oder Artikel mit natürlichen Duftstoffen (mit naturreinen ätherischen Ölen) zu ersetzen. Körper und Umwelt werden es dir danken.

Juni: Es gilt, die strahlende Lichtintensität des Junis, wann immer es dir möglich ist, aufzunehmen. Dafür musst du nicht stundenlang in der Sonne brutzeln, das würde deiner Haut nicht guttun. Tatsächlich kannst du auch durch Vorstellungsbilder Licht in dir aufnehmen: Stelle dir vor, dass du mit einem hellen Lichtstrahl über dein Kronenchakra mit dem Universum verbunden bist. Über diesen Strahl nimmst du reinste, hellste Sonnenenergie auf, die du in deiner Vorstellung durch deinen gesamten Körper fließen lässt. Du füllst jede Zelle deines Körpers mit diesem Licht, reicherst jedes Blutkörperchen damit an. Dabei kannst du folgende Worte formulieren: „Ich nehme das kosmische Sonnenlicht jetzt in meinen Körper auf. Meine Absicht ist es, dass sich jede Zelle damit füllt. Mein Körper reichert sich mit herrlicher Lichtenergie an."

Juli: Widme dich jetzt allen Aktivitäten, die dein Herz nähren. Vielleicht magst du dich an deine Kindheit erinnern: Was hast du im Sommer am liebsten gemacht? Was hat dein Herz mit Glück erfüllt? Frage dich, wo du dir selbst Liebe schenken kannst. Schreibe deine Ideen auf, halte sie fest! Und erinnere dich an die wunderbare Aufforderung „Liebe dich selbst wie deine Nächsten!" Wenn du diesen Monat deinen Fokus darauf richtest und schaust, wohin du deine starke Herzensenergie fließen lassen kannst, wirst du immer mehr Ausgeglichenheit und Harmonie in dir selbst und deinem Umfeld wahrnehmen können.

August: Prüfe dein Leben in diesem Monat auf „Überfluss". Frage dich, wovon du zu viel hast, was du abgeben kannst. So, wie sich die Natur mit ihrem Ernteereichtum an uns verschenkt, so darfst auch du jetzt Überflüssiges verschenken – nicht nur Materielles, auch innere Schätze, Herzensenergie, Lebenslust und -freude. Wen kannst du damit beglücken, anstecken? Frage dich immer wieder, wenn du bei anderen Zweifel, Hoffnungslosigkeit, Mutlosigkeit, Ängste und Sorgen wahrnimmst, wie du Trost, Liebe, Zuspruch und Unterstützung geben kannst. Einfach so … ohne dass du eine Gegenleistung erwartest. In einer Meditation kannst du jetzt das Licht, mit dem du dich in den letzten Wochen gefüllt hast, über dein Herz nach außen strömen lassen. Stelle dir vor, wie alle die Menschen in deiner Umgebung von deinem Lichtstrahl, der aus deinem Herz nach außen dringt, berührt werden.

September: Schaue dir diesen Monat deine Achtsamkeitsvorhaben an. Du hast damit (innere) Samen ausgebildet. Vielleicht spürst du den Effekt schon und kannst ernten. Vielleicht braucht es noch einen Zyklus über den Winter, bevor du in den vollen Ernteüberfluss deiner geschulten Achtsamkeit kommst. Es ist deswegen auch die Zeit, dranzubleiben und dich in Geduld zu üben. Notiere dir, wo du noch mehr Geduld brauchst, was dir von den Achtsamkeitsinspirationen leichtgefallen ist, wo du gut vorankommst und bereits ernten kannst und wo du noch „nachlegen" darfst, geduldig sein darfst.

Oktober: Nutze den Oktober, um ein- oder mehrmals am Tag ganz bewusst innezuhalten. Du kannst dir vornehmen, alle zwei Stunden deine Alltagsaktivität zu unterbrechen. Egal, was du tust, halte inne, mache eine Pause. Und überlege: „Was fühle ich gerade? Wie fühlt es sich dort, wo ich gerade sitze, stehe oder liege, an? Was sehe ich in meiner unmittelbaren Umgebung? Welche Geräusche dringen in mein Ohr? Was ist mit meinem Atem? Fließt er ruhig und gleichmäßig? Wo waren meine Gedanken kurz vor dem Innehalten?" Mache diese kurzen Pausen des Innehaltens so oft wie möglich. Anfangs kannst du dich durch einen kurzen Signalton vom Handy daran erinnern lassen, irgendwann wirst du die Pausen verinnerlicht haben und sie dir immer wieder ganz ohne Erinnerung selbst schenken.

November: Jetzt ist die perfekte Zeit, es der Natur gleichzutun und dich in Innenschau und Rückzug zu üben. Übe dich darin, deine Innenwelt zu erkunden und deine Intuition zu stärken, indem du dir jeden Morgen fünf Minuten nimmst und die Worte – laut oder leise – formulierst: „Meine Absicht ist es, dass sich meine Seele/mein höheres Selbst immer mehr mit meinem Körper verbindet/von Tag zu Tag mehr mit meinem Körper eins wird." Spüre in dich hinein und schaue, welche Wortwahl sich für dich am stimmigsten anfühlt, und sage dir diese am Morgen ein paarmal vor. Schreibe dir auf, was du während dieser Übung an dir beobachtest. Mit der Zeit wirst du immer schnelleren Zugang zu deinen Gefühlen bekommen. Vor allem wirst du immer mehr spüren können, was deine Seele braucht. Deine Entscheidungen werden nicht mehr nur von deinem Verstand gesteuert werden, sondern von deiner Intuition. Immer mehr bist du so auf der Spur deines Seelenplans.

Dezember: Achte besonders in dieser Jahreszeit darauf, ganz im Hier und Jetzt zu bleiben. Vorweihnachtliche Geschäftigkeit, Jahresabschluss-Treffen, Projektabschlüsse im Büro und vieles mehr sind prädestinierte Achtsamkeitsgefahren. Was dir sehr hilft, egal wo du bist, um wieder bei dir selbst anzukommen, ist eine einfache Hand- und Fuß-Meditation: Setze dich hin, lege deine Handflächen geöffnet auf die Oberschenkel. Lenke jetzt deine ganze Aufmerksamkeit in die Innenflächen deiner Hände, erst links, dann rechts. Gehe dann jeden einzelnen Finger durch, stelle dir vor, dass du in jeden Finger reinkriechst und ihn von innen betrachtest. Dasselbe machst du mit deinen Füßen. Wenn du dieses Hineinspüren ein paarmal gemacht hast, wirst du bald spüren, wie deine Hände und Füße anfangen zu kribbeln. Ein sicheres Zeichen, dass du wieder bei dir angekommen und ganz deiner selbst gewahr bist. Du wirst mit einer tiefen Ruhe und Entspannung belohnt werden.

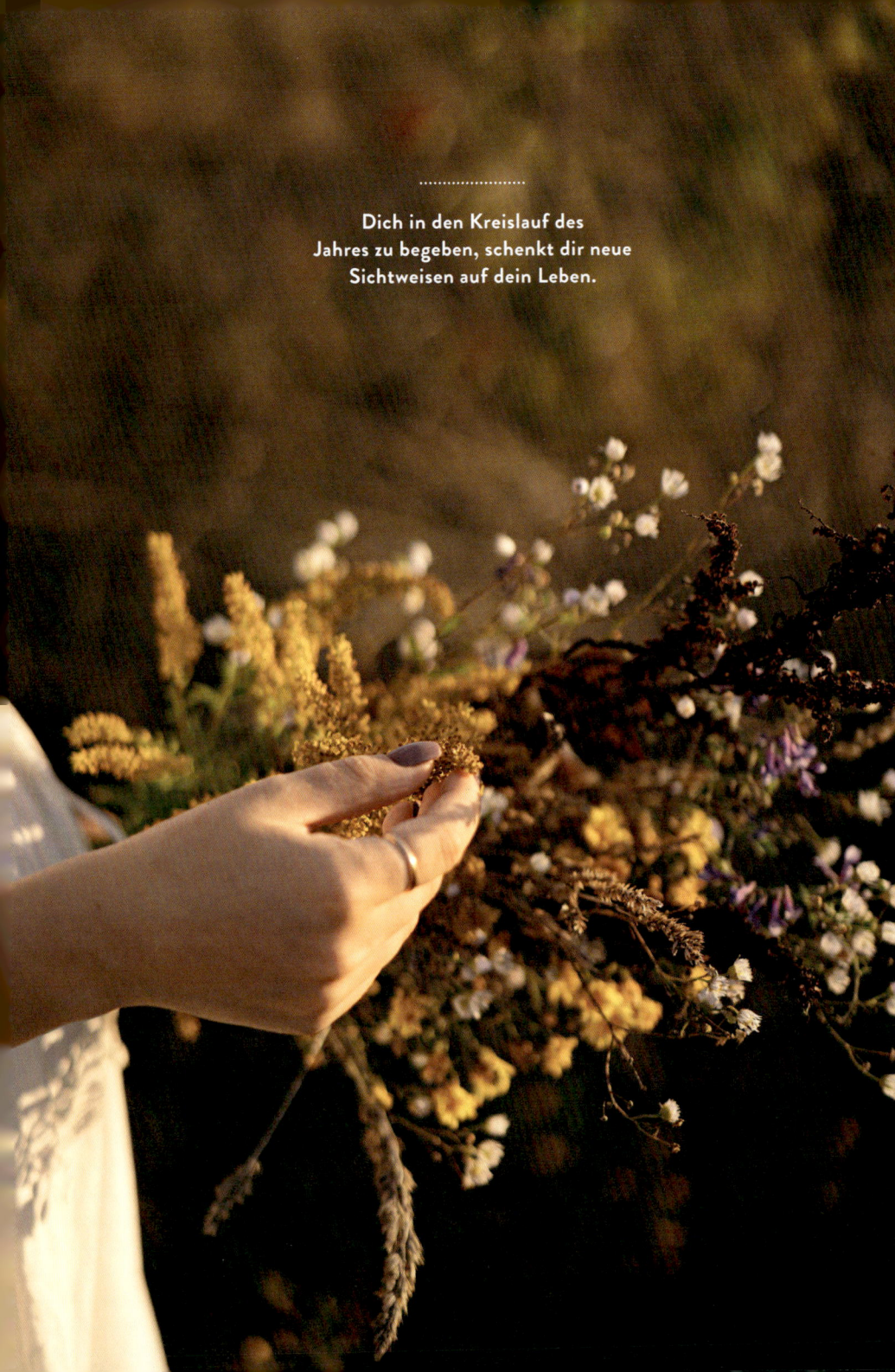

Dich in den Kreislauf des Jahres zu begeben, schenkt dir neue Sichtweisen auf dein Leben.

DER JAHRESKREIS

Seit Jahrtausenden haben sich die Menschen in den Rhythmus des Jahreslaufs begeben und daraus Kraft, Struktur und Heilung gezogen. Leider sind diese Tradition und die damit verbundenen Bräuche immer mehr verloren gegangen. Du kennst aber sicher einige kirchliche Feste, allen voran Ostern und Weihnachten. Diese feiern die Menschen seit Urzeiten, nur hießen die Feste früher anders und die Zeitpunkte der Zeremonien und Rituale wurden von Sonne und Mond bestimmt. Heute gibt es immer mehr Gruppen und Frauenkreise, die sich wieder an diese Feste und Zeremonien erinnern und schöne Feiern zu den Jahreskreisfesten gestalten. Auch das ist eine sehr achtsame Art, sich durch das Jahr zu bewegen, die Veränderungen der Natur zu beobachten und zu schauen, was diese Veränderungen mit dem eigenen Befinden machen. Jedes Jahreskreisfest kann als kleines Selbstcoaching genutzt werden, denn es gehören immer spezielle Fragestellungen zu dem jeweiligen Fest, mit denen du deine aktuelle Lebenssituation betrachten kannst.

Das Jahr teilt sich in acht Jahreskreisfeste ein, wir können sie auch »Wendepunkte in der Natur« nennen.

Imbolc, Lichtmess, 1. Februar
Wenn du jetzt deine Nase in die Luft hältst, fällt dir an schönen Tagen sicher auf, dass die Luft klarer, der Himmel blauer und die Sonnenstrahlen schon kräftiger werden. Jetzt geht es um Reinigung, Aufbruch, Neubeginn und Inspiration. Fast das ganze Jahr liegt vor dir – wie ein unbeschriebenes Blatt Papier. Nun kannst du deine Visionen und Pläne für das gesamte Jahr konkretisieren: Was hast du vor? Was möchtest du gerne mal machen, neu lernen, ausleben? Welches Talent möchtest du in dir fördern? Wo braucht es Erneuerung in deinem Leben? Wovon lässt du dich inspirieren? Alles Fragen, die auch auf deine Eigenverantwortung abzielen und die es ehrlich zu beantworten gilt.

Ostara, Frühjahrs-Tag-und-Nacht-Gleiche, 21. März
Heute sind Tag und Nacht gleich lang und ab sofort werden die Tage wieder länger als die Nächte. In den folgenden Tagen ist der Unterschied kaum zu merken, doch schon bald wirst du ganz deutlich wahrnehmen, dass es abends wieder länger hell ist. Die Natur zeigt sich vielleicht schon mit ihrem ersten,

zarten Grün. Absolute Balance, Harmonie und Gleichgewicht sind jetzt die Themen. Du kannst dich fragen, wo in deinem Leben Balance ist. Wovon gibt es zu viel in deinem Leben und wovon zu wenig? Werde dir bewusst, was es runterzufahren gilt und wo du eventuell etwas mehr, achtsamer für dich sorgen kannst. Gleichzeitig geht es immer intensiver darum, für deine Vorhaben, die sich aus den Raunächten und Imbolc ergeben haben, Verantwortung zu übernehmen und ins Tun und Handeln zu kommen.

Beltane, Walpurgis, 1. Mai
Heute kennen wir die Erste-Mai-Nacht eher als Gelegenheit für fragwürdigen nächtlichen Blödsinn auf den Straßen. In kleineren Orten finden wir in diesem Monat auf den Marktplätzen aber auch den geschmückten Maibaum – ein altes, überaus symbolträchtiges Relikt. Der Tanz unterm Maibaum diente dem ausgelassenen Flirten und dem Knüpfen erster zarter Bande. Die Kraft der Sonne, die bevorstehenden warmen Monate, die aufblühende Natur und die Aussicht auf eine neue Ernte brachten Leichtigkeit, Lachen und eine unbändige körperliche Energie. Die Fragen, die du dir jetzt stellen kannst, lauten: Wo spürst du in deinem Leben Leidenschaft und inneres Feuer? Wo lebst du Lebenslust, Lebensfreude und Sinnlichkeit aus? Wie offen und achtsam setzt du dich für deine Werte und Überzeugungen ein, auch deine spirituellen?

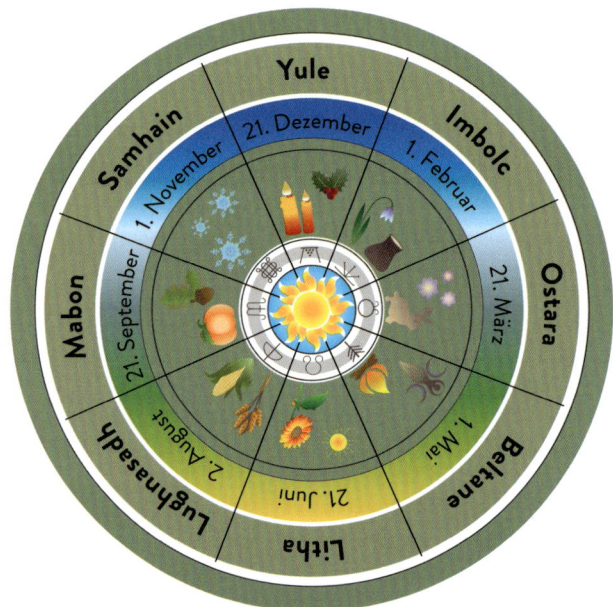

Litha, Sommersonnenwende, 21. Juni
An diesem Tag hat die Sonne ihren Höchststand erreicht, es ist der längste Tag und die kürzeste Nacht im Jahr. Vielleicht kennst du sie, die Sonnwendfeuer, die wieder vermehrt in ländlichen Gegenden zu sehen sind. Die Natur verwöhnt uns jetzt mit einer wunderbaren Blüten- und Kräuterfülle, sie schenkt sich uns im Überfluss. Wir genießen laue Sommerabend, alle Aktivitäten sind ins Außen gerichtet, wir treffen und verabreden uns gerne mit Menschen, die wir lieben. Du kannst dich jetzt fragen, wie du mit den Themen Fülle und Überfluss in deinem Leben umgehst? Wo ist es noch angebracht? Wo darf es einer Prüfung unterzogen werden? Wie kannst du den Austausch in Beziehungen achtsamer gestalten und bereichern?

Lughnasadh, Schnitterinnenfest, 2. August
Noch genießen wir die sommerliche Hitze, und doch ist der Übergang in die nächste Phase des Jahres spürbar. Morgens und abends ist es bereits kühler, die Nächte werden wieder länger. Es ist die Zeit der Reife und der Ernte. Auch in deinem Leben. Deswegen überlege dir jetzt, wie du die letzten Monate gestaltet hast: Was hast du dir vorgenommen? Was ist aus deinen Achtsamkeitsübungen geworden? Kannst du bereits eine innerliche Ernte einfahren? Die Früchte eines achtsameren Daseins ernten? Und in welcher Situation brauchst du Mut, um einen Schnitt zu setzen, was ist dir zu eng, zu alt, zu klein geworden?

Mabon, Herbst-Tag-und-Nacht-Gleiche, 21. September
Jetzt begegnen wir wieder derselben Zeitqualität wie an der Frühjahrs-Tag-und-Nacht-Gleiche. Tag und Nacht halten sich exakt die Waage. Hinzu kommt, dass die Ernte jetzt fast abgeschlossen ist, außer von einigen Beeren, die noch reifen. Das Thema Dankbarkeit rückt nun in den Mittelpunkt. Dankbarkeit für all das, was geschehen ist, für das, was geerntet werden konnte. Früher wurde die Ernte geweiht und gesegnet, denn sie war für die Menschen existentiell, um die Wintermonate zu überleben. Du kannst dich fragen, wofür du dankbar bist, wenn du die letzten Monate im Rückblick betrachtest. Bei welchen Menschen, Themen, Situationen fühlst du dich in einem guten Gleichgewichtszustand, in Harmonie?

Samhain, Allerheiligen, 1. November
Jetzt sind wir endgültig in der dunklen und tristen Jahreszeit angelangt. Wir sitzen abends lieber mit einer Tasse Tee unter der Kuscheldecke, als draußen herumzustreifen. Die Natur macht Pause, sie ruht sich aus. Früher war dies der Zeitpunkt, an dem intensiv der Verstorbenen gedacht wurde. Man sprach mit den Toten, bat um Rat und Beistand. Auch du kannst dies tun, indem du ein Foto von jemandem, dem du dich sehr nahe gefühlt hast, in die Hand nimmst. Denke an diese Person, schicke gute Gedanken und überlege dir, was du von dieser Person lernen durftest. Nun ist auch ein guter Zeitpunkt, dich den Themen in deinem Leben behutsam und achtsam zu widmen, die Trauer und Schmerz in dir auslösen. Auch das gehört zu einem achtsamen Umgang mit dir selbst: Dich annehmen in allen Gefühlszuständen!

Yule, Wintersonnenwende, 21. Dezember
So wie heute Weihnachten als das wichtigste Fest im Jahr aus dem Kalender herausragt, so war es früher die Wintersonnenwende: Der kürzeste Tag und die längste Nacht des Jahres. Die Menschen haben voller Freude gefeiert, dass die Sonne in der tiefsten Dunkelheit neu geboren wurde und die Tage ab jetzt wieder länger werden. Diese Qualitäten, die sich auf die Natur bezogen haben, sind im Christentum auf die Geburt von Jesus Christus übergegangen. Frage dich jetzt, was du vollendet hast in diesem Jahr und wovon du dich endgültig verabschieden möchtest. Schaue dir ehrlich und in liebevoller Achtsamkeit an, was dich behindert oder blockiert, und stelle erste Überlegungen an, wie du dies verändern und loslassen könntest. Gleichzeitig darfst du deinen Blick tief in dein Inneres lenken und dich auf die Suche nach deinem ganz persönlichen Licht, deiner inneren Sonne machen, die du leuchten lassen möchtest.

Den Abschluss der Jahreskreisfeste – und gleichzeitig deren Auftakt im neuen Jahr – bilden die 12 Raunächte zwischen Weihnachten und dem 6. Januar. Diese Zeit ist die Gelegenheit, um das zurückliegende Jahr nochmals zu betrachten, Bilanz zu ziehen, die Gegenwart, das Hier und Jetzt zu würdigen und einen Ausblick auf das kommende Jahr zu wagen.

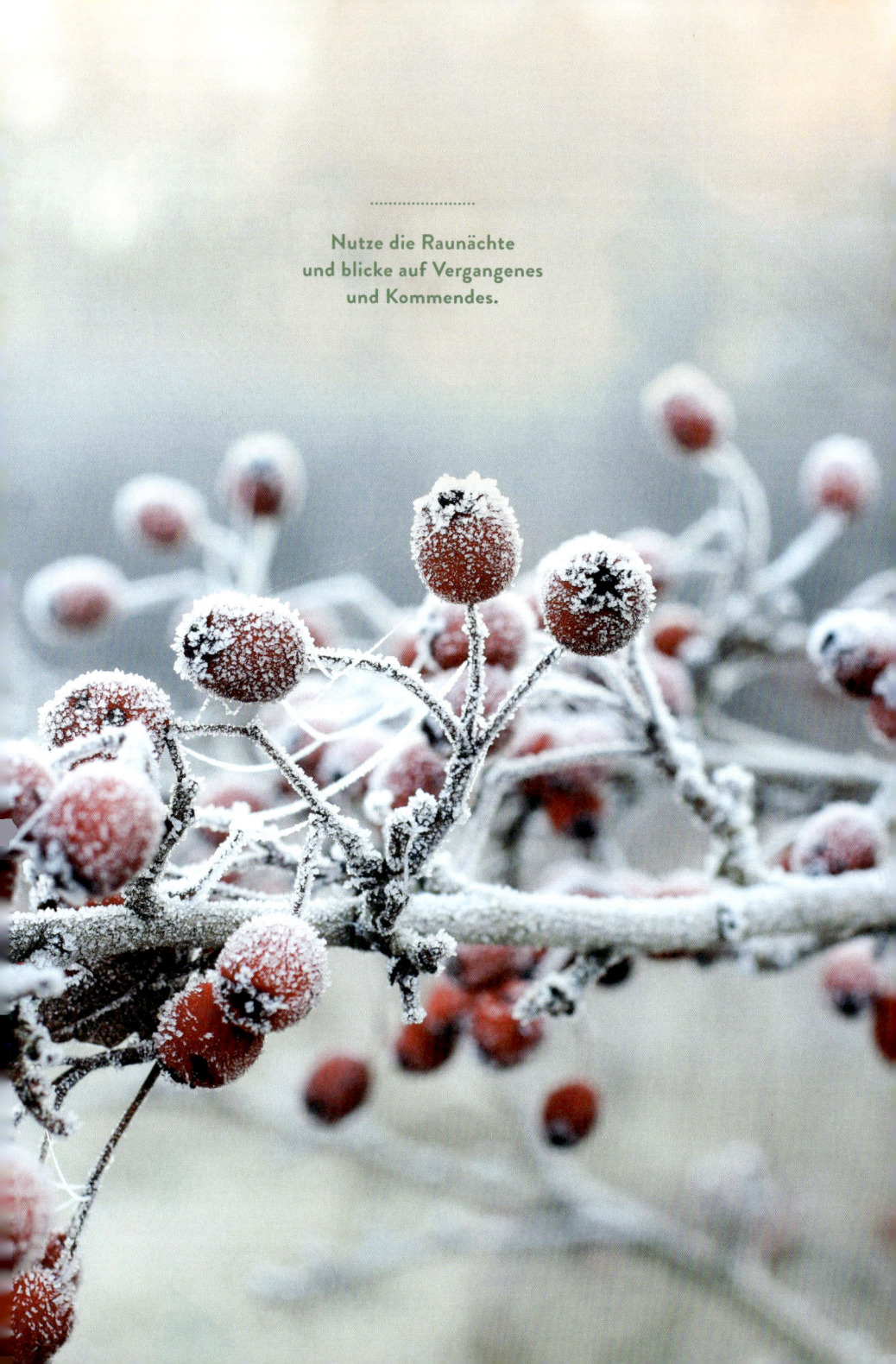

Nutze die Raunächte und blicke auf Vergangenes und Kommendes.

DIE ELEMENTE IN DEIN LEBEN INTEGRIEREN

Die vier Elemente Feuer, Wasser, Erde und Luft begegnen uns in nahezu allen Bereichen unseres Lebens. Der Ursprung der sogenannten Vier-Elementen-Lehre liegt bei den Griechen. Jedem Element können Sternzeichen, Himmelsrichtungen, Eigenschaften und auch Engelwesen zugeordnet werden. Was für uns heute jedoch viel wichtiger ist: Die Elemente wieder im Alltag entdecken und ihnen aufmerksam begegnen.

ELEMENT FEUER

Feuer ist das Element, das die menschliche Entwicklungsgeschichte am meisten geprägt hat. Das bewusste und kontrollierte Feuermachen bedeutete für die Menschen vor Hunderttausenden von Jahren, dass sie ihre Nahrung haltbar machen konnten, wodurch es erstmals möglich war, Vorräte für den Winter anzulegen. Sie konnten zudem ihre Nahrung anders zubereiten, sie wurde bekömmlicher. Die beim Verdauungsvorgang eingesparte Energie kam der Entwicklung des Gehirns zugute. Das Beherrschen des Feuers heizte geradezu den kommunikativen Austausch und das gesellige Beisammensein an. Licht und Wärme des Feuers sorgten für längeres Wachsein. Das Musizieren mit Schwirrhölzern und Knochenflöten entstand, genauso das Schnitzen von kleinen Tieren und anderen Figürchen aus Mammutelfenbein.

Erinnere dich an ein Lagerfeuer, um das du mit lieben Menschen im Kreis gesessen hast. Vor sich hin sinnierend, mal ganz schweigend, mal in tiefe Gespräche vertieft, ziehen uns die lodernden Flammen in ihren Bann.
Wie kein anderes Element steht Feuer für die Verwandlungskraft, denn es birgt gleich zwei Qualitäten in sich: Es ist mit seiner Wärme lebensspendend und kann einen enorm reinigenden Effekt haben, auf der anderen Seite kann seine ungezügelte Kraft aber auch zerstörerisch sein. Bei Ritualen, bei denen es um Transformation, Heilung, das Zurücklassen von Altem und Einladen von Neuem geht, ist Feuer der wichtigste Begleiter.

Das Feuer der Sonne begleitet uns täglich und prägt unseren Biorhythmus. Sie geht morgens auf, auch wenn sie hinter Wolkenschleiern verborgen ist. Schenke ihr ein Lächeln und ein Danke für ihr tägliches, unermüdliches Leuchten für uns.

Die Sonne ist nur ein Beispiel von unseren alltäglichen Begegnungen mit dem Feuer. Leider wird es uns manchmal etwas schwer gemacht, uns im Alltag an ihm zu erfreuen. Räuchern, das ohne Feuer nicht möglich ist, wird durch die zur Pflicht gewordenen Rauchmelder erschwert, auch wenn sich durch sie natürlich der Sicherheitsstandard in unserem Räumen erhöht hat. Ein sommerliches Feuer im Freien bedarf höchster Vorsicht, wenn es wochenlang nicht geregnet hat, und ist oftmals sogar verboten.

Es gibt aber andere kleine Momente, in denen wir uns an Feuer erfreuen können. Wir entzünden unzählige Male im Jahr eine Kerze. Meist geht das ganz schnell, ein Feuerzeug oder Streichholz wird entzündet und schon flackert das Kerzenflämmchen. Sowohl die Kerze als auch das Entzünden der Kerze haben aber mehr Aufmerksamkeit verdient. Eine brennende Kerze bedeutet immer, dass nun ein geistig-spiritueller Raum geöffnet ist. Die Kerzenflamme symbolisiert den Lebensfunken, auch Lebensenergie und Lebensgeist. Wenn du das nächstes Mal also eine Kerze entzündest, dann tue das ganz bewusst und bewundere ihre flackernde Schönheit.

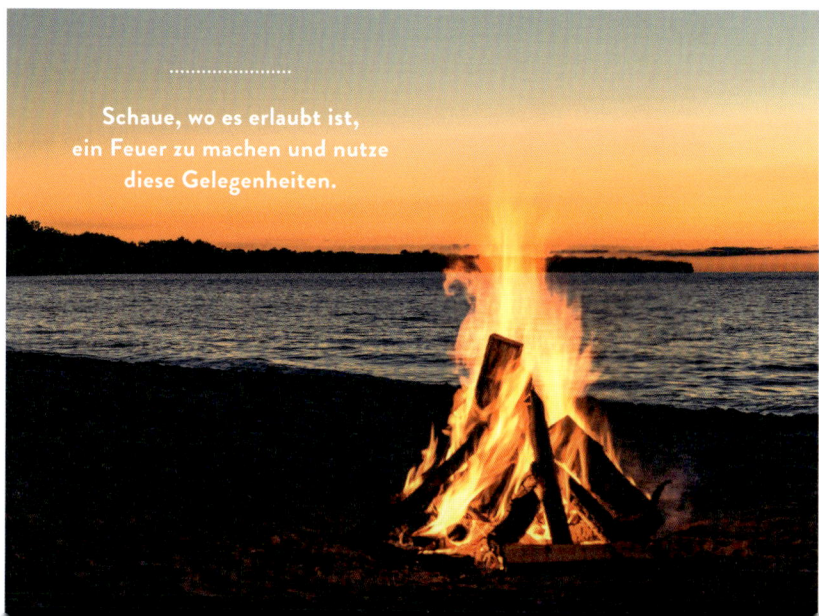

Schaue, wo es erlaubt ist, ein Feuer zu machen und nutze diese Gelegenheiten.

Bewusst das Feuerkind ehren

Mache dir deine Absicht klar, für wen, warum und weshalb du jetzt eine Kerze entflammst. Ist es, um das Geburtstagskind zu ehren, eine gemütliche, heimelige Atmosphäre in deinen Räumen zu schaffen, den Adventskranz zu initiieren? Bedanke dich in diesem Augenblick für das wunderbare Element Feuer, das dich jetzt in deinem Vorhaben unterstützt und sich dir in seiner ganzen wärmenden und funkelnden Pracht schenkt.

Wenn unserer Seele Feuerenergie fehlt, dann fühlen wir uns matt, müde und erschöpft, wie in Zeitlupe und verlangsamt schleichen wir durch den Alltag. Zuviel des Feuers dagegen macht unruhig, hibbelig, nervös und gereizt. Die richtige Dosis schenkt uns Willenskraft und Durchsetzungsstärke, Mut, Zuversicht und die Lust, sich der eigenen Schöpferkraft bewusst zu sein und das Schicksal in die eigene Hand zu nehmen.

ELEMENT ERDE

Wenn die Erde laut sprechen könnte, würde sie vermutlich tief und schmerzvoll seufzen und stöhnen, so wie wir in den letzten Jahrhunderten und Jahrzehnten mit ihr umgegangen und im wahrsten Sinn des Wortes auf ihr herumgetrampelt sind. Es ist an der Zeit, diesem Element wieder mit Respekt und Ehrfurcht zu begegnen. Das Element Erde ist das dichteste und greifbarste Element, wir tragen es sogar in Form unserer Knochen, Muskeln, Haut und Haaren in uns. Und wir spüren die Erde als »Boden unter den Füßen«.

Unsere Abhängigkeit von ihr ist geradezu existentiell. Denn sie ist verantwortlich für die Fruchtbarkeit und schenkt uns unsere Nahrung. Wie kein anderes Element ist sie in unserem Leben und unserem Alltag wirklich spür-

und greifbar. Jedem Gebäude gibt die Erde ein Fundament, jedem Baum und jeder Pflanze gibt sie Heimat für ihr Wurzelwerk. Sie prägt die Gestalt der höchsten Berge, der lieblichen Hügel und tiefen Schluchten und gewährt in Grotten, Höhlen und Vulkanen Einblick in ihr Inneres. Wir sind täglich mit ihr in Berührung, wenn unsere Füße den Boden berühren. Fast könnte man meinen, dass die alltägliche Präsenz unsere Aufmerksamkeit ihr gegenüber abnutzt.

Sind wir selbst gut geerdet, können wir für andere »der Fels in der Brandung« sein. Uns haut dann so schnell nichts um, wir sind stabil, gut strukturiert, haben im wahrsten Sinn des Wortes Bodenhaftung, Ausdauer und das Ziel immer klar vor Augen.

Weder zu viel noch zu wenig des Erdelements in unserer Psyche ist uns zuträglich. Entweder sind wir schnell verkrampft, unflexibel, überperfektionistisch, und Spontanität, Kreativität und Leichtigkeit bleiben auf der Strecke. Oder Gedanken kreisen ständig in unserem Kopf, wir verlieren die Bodenhaftung, schweben in anderen Sphären und bekommen nichts mehr auf die Reihe. Tagträume bis hin zu tiefem Selbstmitleid können die Folgen mangelnder Erdung sein.

Dabei ist Abhilfe so einfach, zudem gratis und ständig verfügbar: Kleine Spaziergänge im Wald, am besten zeitweise barfuß, wirken wahre Wunder und bringen das Erdelement in uns in Harmonie. Weg mit Schuhen, die – wenn auch supermodisch – mehrere Zentimeter dicke Sohlen haben, denn sie sabotieren jeglichen Versuch, sich zu erden. Schaue, wo du wirklich mal barfuß gehen kannst, spiele mit deinen Zehen in der Erde und gönne deinen Füßen im Anschluss ein schönes, basisches Fußbad.

Achte auf dem Weg zur Arbeit (oder sonst wohin) mal darauf, was die Leute um dich herum so machen. Sicherlich schauen über 90% von ihnen auf ihr Handy, statt dass sie aus dem Fenster blicken oder ein Buch lesen. Nimm die Menschen um dich herum bewusst wahr. Und auch alles andere um dich herum – fährst du eine gerade Strecke oder macht sie viele Kurven? Fährst du über Brücken und durch Tunnel? Welche Farben nimmst du wahr? Wie zeigt sich die momentane Jahreszeit, oder kündigt sich vielleicht schon die nächste an? Verbinde dich wieder mehr mit dem Element Erde.

Bewusste Atemübung

Atme ein und stelle dir vor, dass deine Einatmung ganz weit oben im Kosmos beginnt. Ziehe den Einatmungsstrahl von dort bis in die Mitte deines Körpers und atme dann bis tief in die Erde hinein aus. Stelle dir vor, wie du mit der Ausatmung die Mitte der Erde erreichst. Atme dann wieder vom Kosmos aus tief ein …

ELEMENT WASSER

Auch dem Element Wasser begegnen wir in unserem Alltag: morgens unter der Dusche, beim Händewaschen und Zähneputzen, beim Tee- oder Kaffeekochen und um den Durst zu löschen. Wasser ist sogar das Element, mit dem wir in unserem Leben als Erstes in Berührung kommen, nämlich in der mit Wasser gefüllten Fruchtblase. Unser Körper besteht zu über 70 % aus Wasser. Es schenkt uns täglich erfrischenden Genuss, und ein paar Tage ohne dieses köstliche Nass überleben wir nicht.

In der Natur zeigt sich Wasser in unterschiedlichen Ausprägungen: heiß dampfend als Quelle, zu Eis erstarrt im Gletscher, als Nebel, Schnee, Starkregen und Hagel. Wasser vereint in sich die Kraft wilder Bewegung, aber auch die vollkommene Ruhe und Stille – denke nur mal an die spiegelglatte Oberfläche eines Sees oder an sturmgepeitschte meterhohe Meereswellen.

Einen wirklich respektvollen Umgang pflegen wir aber schon lange nicht mehr mit dem Element Wasser. Die Flüsse verschmutzen, die Meere sind voller Plastik, das Trinkwasser büßt durch das Abfüllen in gesundheitsschädigende Plastikflaschen seine Qualität ein. Wohl dem, der eine frische Quelle in seiner Nähe hat. Andere wiederum behelfen sich mit Wasseraufbereitungsanlagen. Eigentlich eine traurige Entwicklung. Lass uns wieder einen anderen Zugang zu Wasser bekommen. Das ist eigentlich auch recht einfach.

Das Großartige ist nämlich, dass wir selbst die Qualität des Wassers verändern können. Das ist sogar wissenschaftlich erforscht und nachgewiesen. Diese Erkenntnisse haben wir dem japanischen Wissenschaftler Dr. Masaru Emoto zu verdanken. Er fand heraus, dass Gedanken und Absichten die Qualität des Wassers beeinflussen – sowohl in positiver wie auch in negativer Hinsicht.

In seiner Symbolik steht Wasser für Lebendigkeit und Bewegung, für Gefühl, Empathie und Sensibilität. Menschen mit einem Zuviel an Wasser sind sehr sensibel, können sich oft gut in andere Menschen einfühlen, Abgrenzung dagegen fällt ihnen schwer und manchmal sind sie sehr »nah am Wasser gebaut«. Bei anderen wiederum kann der »Tropfen, der das Fass zum Überlaufen bringt« den Gefühlshaushalt durcheinanderwirbeln, dann gehen sie in einem »Meer der Gefühle« unter und »ertrinken in Trauer«.

Tipps für einen respektvollen Umgang mit Wasser

Segne jedes Mal, wenn du den Hahn aufmachst, den erfrischenden Wasserstrahl. Wenn du unter der Dusche stehst und jeder Wassertropfen die Energie aufnimmt und wegspült, die du nicht mehr an deinem Körper und Haaren haben möchtest, dann bedanke dich von Herzen bei diesem Element. Bevor du dein Wasserglas an den Mund hebst, umschließe es mit den Händen und sprich deinen Segen aus. Du kannst dafür folgende Formulierungen verwenden:

- „Ich segne dieses Wasser mit der ganzen Liebe meines Herzens."
- „Ich bedanke mich bei dir, du wunderbares Wasserelement, für alles, was du für mich tust." Oder „… für deine Reinheit, Klarheit, Ergiebigkeit."

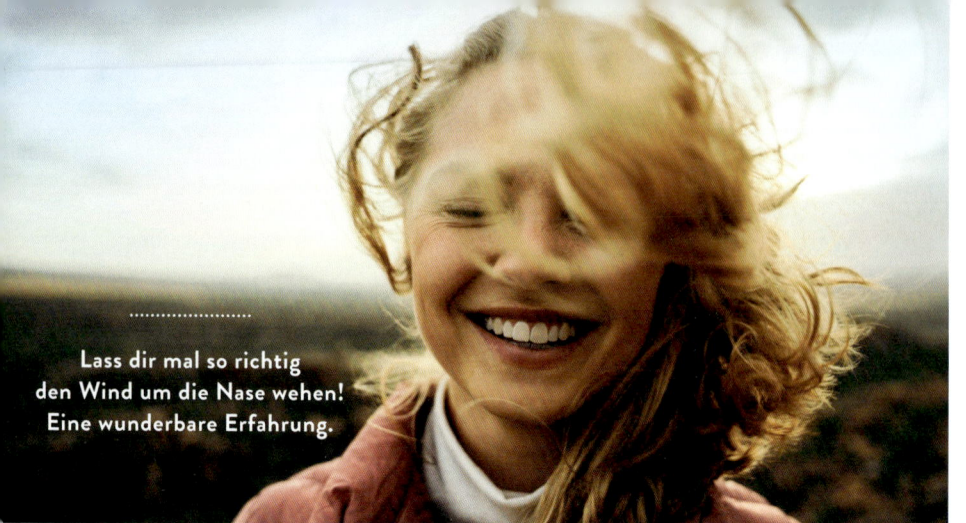

Lass dir mal so richtig den Wind um die Nase wehen! Eine wunderbare Erfahrung.

ELEMENT LUFT

Nun sind wir bei einem Element angelangt, das in den letzten Jahren einen wahren Auftrieb erfahren hat. Wer hat nicht schon mal Atemübungen gemacht, ob im Yoga oder einfach zum Runterkommen?! Keine Disziplin, keine spirituelle Richtung, die sich nicht der bewussten Atmung bedient. Neuzeitlich ist das allerdings nicht. Im Sufismus beispielsweise, einer uralten mystischen Strömung aus dem Orient, stellen Atemübungen, das bewusste Lenken des Atems und Atemmeditationen einen wichtigen Baustein in der spirituellen Entwicklung dar. Seit Jahrzehnten werden in der alternativen Medizin Atemübungen zur Schmerzbehandlung eingesetzt, um dem Patienten Erleichterung zu verschaffen. Zudem geht es aktuell an keinem spurlos vorbei, was mit unserem Klima passiert und welche Anstrengungen von den unterschiedlichsten Seiten zur Luftreinhaltung unternommen werden. Wie auch seinen Element-Geschwistern Wasser und Erde dürfen wir der Luft dringend wieder mehr Respekt und Wertschätzung entgegenbringen.

Wie gut uns Luft tut, merken wir auch sofort, ohne besonders aufmerksam sein zu müssen: Am Meer atmen wir ganz anders als in der von Staus geplagten Großstadt. Ein tiefes Luftholen in den Bergen hat einen ganz anderen Effekt als das Atmen mitten in der dichtgedrängten Stadt.
Wie auch das Element Wasser kann uns Luft in unterschiedlichen Ausprägungen begegnen. Eine laue Brise im Sommer ist ein Hochgenuss. Ein Sturm

hingegen kann ganz schön beängstigend sein. »Dicke Luft« in einem Raum fördert nicht gerade unsere Verweildauer, sondern meint eine eher unangenehme Atmosphäre. Und wenn »die Luft wegbleibt«, dann verschlägt es einem gleichzeitig die Sprache. Luft, Atem und Kommunikation hängen eng zusammen. Das Element Luft steht als Symbolik für Leichtigkeit, Kreativität, Phantasie und viele Ideen, jedoch auch für Vernunft, Geist und Intellekt. Zu viel davon kann schnell das Emotionale verdrängen, wir vertrauen dann bei Entscheidungen nur noch auf die Vernunft. Bei Luftikussen hingegen hapert es an der Umsetzung von Dingen, daran, zur Tat zu schreiten. Ist das Luft-Element unterrepräsentiert, tun wir uns schwer, etwas in Worte zu fassen und können Gefühle und Gedanken nur schwer mitteilen.

»Luftige« Tipps für dich

Nimm dir einen Tag in der Woche, den du dem Element Luft widmest. Achte überall, wo du den Tag über bist, auf die Luftqualität und versuche, sie für dich zu beschreiben. Schenke ihr Aufmerksamkeit und bedanke dich bei jedem Windhauch, den du spürst.

Schließe die Augen und stelle dir vor, du seist eine Feder. Übergib dich ganz der Luft, dem Wind. Spüre in dich, was das innerlich mit dir macht, wie du dich plötzlich leichter und freier fühlst … Du kannst diese kleine Vorstellungsübung immer dann machen, wenn du das Gefühl von Schwere und Last in dir spürst.

Spreize deine Finger und lege die Fingerspitzen beider Hände aufeinander: Daumen auf Daumen, Zeigefinger auf Zeigefinger, usw. Du wirst Erstaunliches feststellen, denn deine Ein- und Ausatmung vertiefen sich direkt merklich.

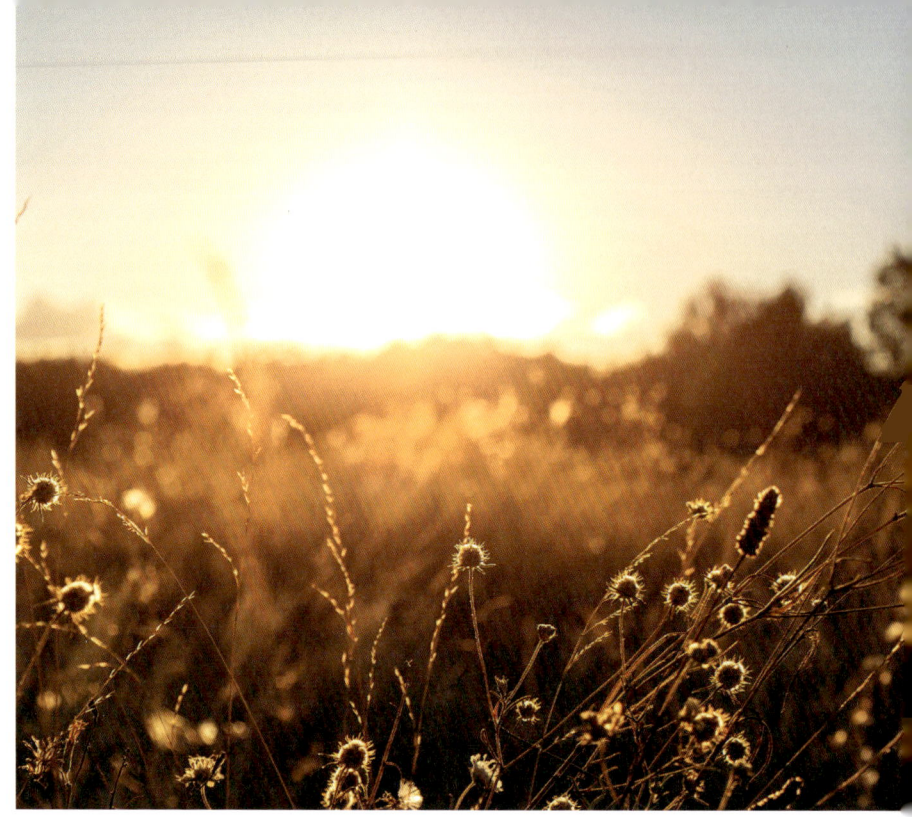

DANK

Danke an alle Beteiligten innerhalb des Verlags und in meinem persönlichen Umfeld, dass erneut ein schönes Buchprojekt entstehen konnte. Ich freue mich, wenn es viele Leserinnen anspricht und dazu beiträgt, Räuchern in ihr Leben zu integrieren und sie immer mehr herausfinden können, was wirklich wichtig ist in ihrem Leben.

Christine Fuchs

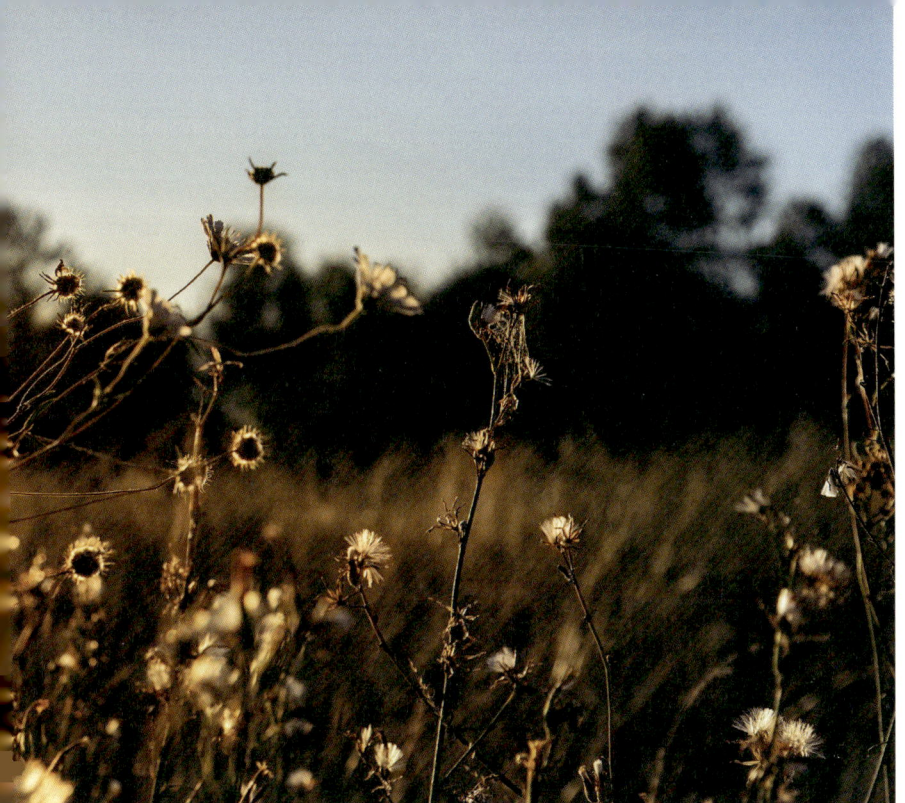

Ich danke meiner wunderbaren Familie und Freunden, die mich in meinem Leben begleiten und mich auf meinem persönlichen Weg immer unterstützen.
Zudem danke ich meinen Mann, der durch seine herausfordernde Art immer wieder neue Ideen generiert und mich wachsen lässt.
Ich bin dankbar für all meine lieben Patienten, die mir täglich ihr Vertrauen schenken und mir wertvolle Inspirationen und Erfahrungen für meine Arbeit geben.

Danke an den Verlag und die liebenswerten Redakteurinnen, durch die dieses schöne Buchprojekt erst möglich ist.

Isabel Asaro

WEITERFÜHRENDE INFORMATIONEN

Musik mit 432 Hz Schwingungsfrequenz:
www.buddhacode.de

Mehr über Erdung:
www.tz-gesundheit.de/?153

Räucherwerk und Zubehör, Onlineshop:
www.labdanum.de

Kurse Präsenz und Online, Räucherausbildung:
www.christinefuchs.de

Räucheranleitungen zum Download:
www.labdanum.de/raeucheranleitungen

WEITERFÜHRENDE LITERATUR

Isabel Schroth:
Ängste verstehen
nymphenburger Verlag

Christine Fuchs:
7 Minuten Räuchergenuss – Atempausen für jeden Tag
nymphenburger Verlag

Christine Fuchs:
Räuchern im Rhythmus des Jahreskreises
nymphenburger Verlag

Christine Fuchs:
Räuchern in Winterzeit und Raunächten
nymphenburger Verlag

Dr. Christine Volm:
Detox, Baby!
Ulmer-Verlag

Jonette Crowley:
Soul Body Fusion – Heilung und Transformation des ganzen Menschen
Ansata

BILDNACHWEIS

Mit 53 Farbfotos von Adobe Stock und einem Farbfoto von Stefan Hohloch (S. 107).

Mit einer Illustration von Adobe Stock (S. 126).

IMPRESSUM

Umschlaggestaltung von Gramisci Editorial Design, München/Claudia Geffert unter Verwendung einer Farbzeichnung von Nadine Kruithof (Cover) und 4 Farbfotos und 3 Farbzeichnungen von AdobeStock.

Alle Angaben in diesem Buch erfolgen nach bestem Wissen und Gewissen. Sorgfalt bei der Umsetzung ist indes dennoch geboten. Der Verlag und der Autor übernehmen keinerlei Haftung für Personen-, Sach- oder Vermögensschäden, die aus der Anwendung der vorgestellten Materialien, Methoden oder Informationen entstehen könnten.

Unser gesamtes Programm finden Sie unter **kosmos.de/nymphenburger**

Gedruckt auf chlorfrei gebleichtem Papier

© 2023, nymphenburger in der
Franckh-Kosmos Verlags-GmbH & Co. KG,
Pfizerstraße 5–7, 70184 Stuttgart

Alle Rechte vorbehalten

ISBN 978-3-96860-048-2

Projektleitung: Ramona Kapp
Redaktion: Magdalena Kieser
Bildredaktion Ramona Kapp
Gestaltungskonzept: Gramisci Editorial Design, München/Claudia Geffert
Gestaltung und Satz: Daniela Petrini, A-Reutte
Produktion: Kim Kanstinger
Druck und Bindung: Print Consult GmbH, München
Printed in Slovakia / Imprimé en Slovaquie

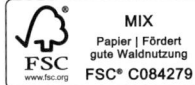

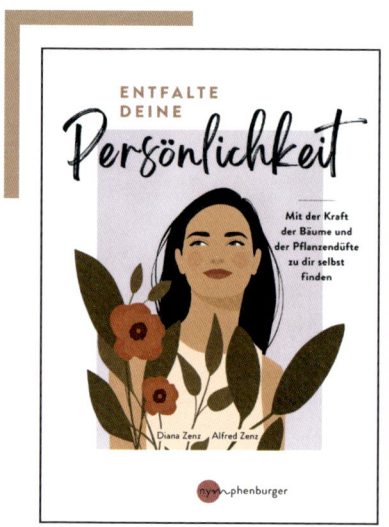

In die Natur gehen und sich selbst finden

Was ist meine Persönlichkeit? Wie kann ich mich erfühlen und meine Bedürfnisse behutsam ausleben?
Das Autoren-Duo Diana und Alfred Zenz zeigt einen pragmatischen und sinnlichen Zugang mit den besten Anwendungen aus Naturmeditation, Yoga und Aromakunde. Einfache Übungen und Rituale, die sich leicht in den Alltag integrieren lassen, werden Schritt für Schritt erklärt und helfen, die eigene Persönlichkeit spirituell und ganzheitlich zu entwickeln.

Diana und Alfred Zenz
ENTFALTE DEINE PERSÖNLICHKEIT
144 Seiten · ISBN 978-3-96860-049-9

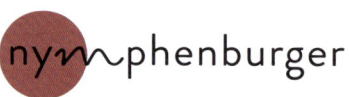

kosmos.de/nymphenburger

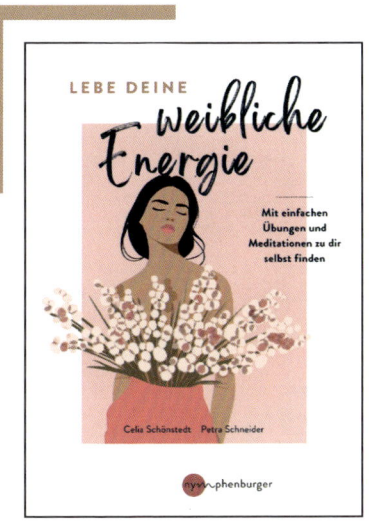

Was ist das Besondere am Frausein?

Weibliche Energien wie Ruhe, Intuition und Sensibilität wurden im Lauf der Jahre mehr und mehr durch männliche Energien wie Bewegung, Macht und Kraft in den Hintergrund gedrängt. Der Wunsch, eine erfüllte Frau zu sein und die weibliche Art zu leben, sowie das Interesse, dies ins Leben zu integrieren, kommen heute jedoch immer mehr zurück. Mit Anwendungen aus Yin Yoga, Aromatherapie und Meditation kann jede Frau ihre weibliche Energie entdecken und aktivieren.

Celia Schönstedt und Petra Schneider
LEBE DEINE WEIBLICHE ENERGIE
144 Seiten · ISBN 978-3-96860-057-4

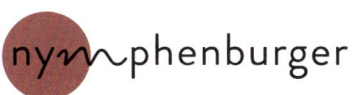

kosmos.de/nymphenburger

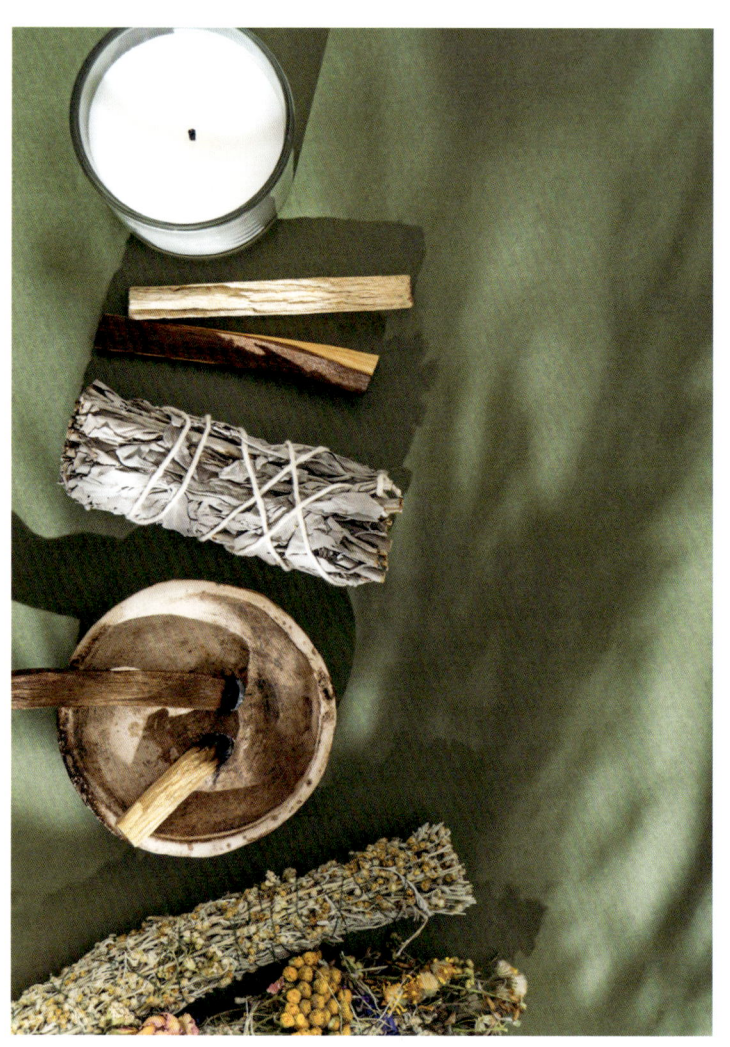